U0909725

心病还需心药医

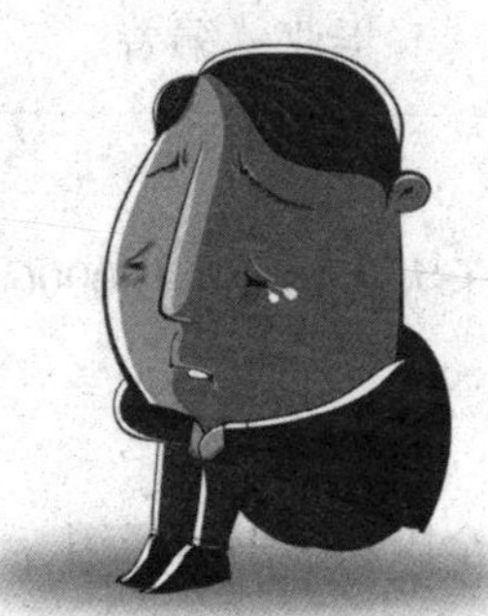

华　业◎编著

中国长安出版社

图书在版编目（CIP）数据

心病还需心药医 / 华业编著. —北京：中国长安出版社，2007. 6
（新编身心健康枕边书）
ISBN 978-7-80175-649-7

Ⅰ. 心… Ⅱ. 华… Ⅲ. 心身病—防治 Ⅳ. R749.92

中国版本图书馆CIP数据核字（2007）第080345号

心病还需心药医

华业　编著

出版：中国长安出版社
社址：北京市东城区北池子大街14号（100006）
网址：http://www.ccapress.com
邮箱：ccapress@yahoo.com.cn
发行：中国长安出版社　全国新华书店经销
电话：010-65281919　65270433
印刷：天津冠豪恒胜业印刷有限公司
开本：710×1000毫米　1/16
印张：17
字数：300千字
版本：2007年8月第1版　2020年5月第2次印刷
印数：1-5000册

书号：ISBN 978-7-80175-649-7
定价：48.00元

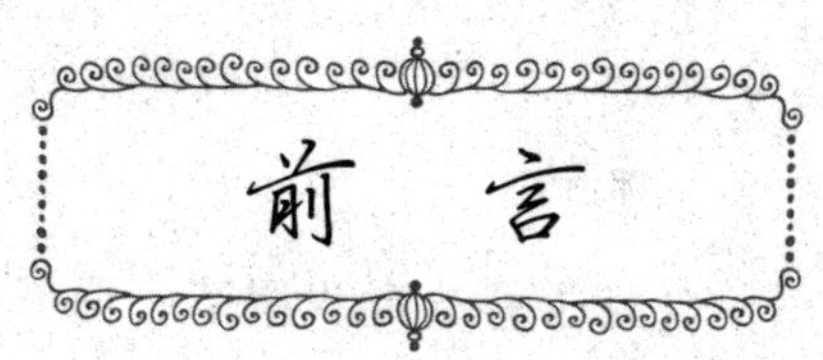

前言

高强度的工作、交往中的各类事件、琐碎的生活问题……都造成了现代人的心理压力的增加及心态的不平衡，也正是出于这个原因，人们的身心健康受到了严重的影响，同时也产生了许多社会及家庭问题。

要想拥有真正的健康，我们必须具有身心合一的健康观，即不仅拥有一个健康的身体，更要有一个健康的心灵，通过调养心灵的健康，来造就身体的健康。“心”对于人类来说，是个赋有多重含义的特殊符号。它是循环的中枢，它是力量的源泉，它是交流的窗户……“心”之健康至关重要。

在1946年世界卫生组织成立时，其宪章中就提到了健康的新概念：“所谓健康就是在身体上、心理上、社会适应上完全处于良好的状态，而不仅仅是单纯的没有疾病或虚弱状态。”这一概念不仅涉及人的生理问题，而且还包含了心理健康和社会适应良好两个方面。

而一个人的社会适应能力是否良好，关键也在于人本身心理健康的水准，只有那些心胸开阔、心态平和的人才能够真正实现与人、与社会的和谐相处、共荣共生。

所谓心理健康，主要指人的精神、情绪和意识方面的良好状态，包括智力发育正常、情绪稳定乐观、意志坚强、行为规范协调、精力充沛、应变能力较强、能适应环境和从容不迫地应付日常生活和工作压力、人际关系协调、心理年龄与生理年龄相一致等方面。

当今世界是一个竞争激烈、快节奏、高效率的社会，这就不可避免地给人带来许多紧张和压力，影响了人们的生活、工作和学习。所以要努力地适应环境，根据现实和自身条件，自我调节心理矛盾，让身心同时得到健康。

本书内容几乎涉及了生活的所有层面，以帮助那些受心态、心理问题困扰的人尽早地摆脱困扰，让每个人都能安全地度过生命的每一个低谷，让每一个心灵的天空清净、明朗，让每一个人都拥有一个健康的心灵。

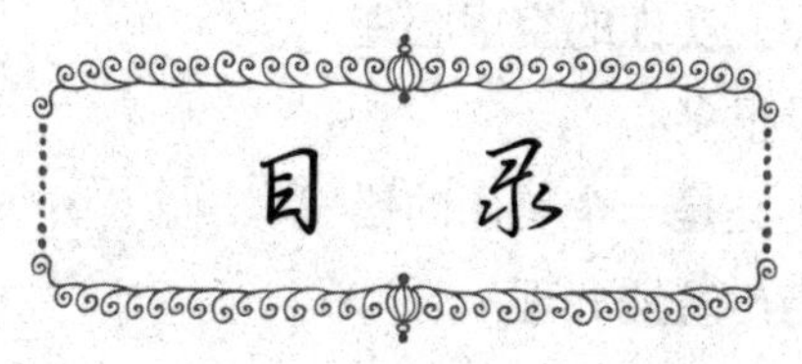

目录

第一章

从“心”认识健康

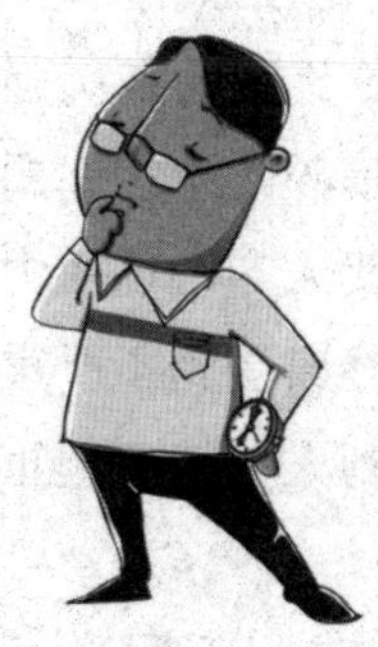

第一节　心理健康的标准

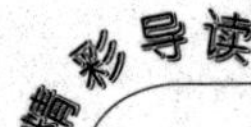

1. 健康的概念
2. 心理健康的重要性
3. 心理健康需要具有哪些标准

人人都希望幸福，但幸福包含有许多种，其中最重要的一点就是健康。因为健康总是与家庭的幸福、学业的成功和社会的发展联系在一起的。没有了健康，就算拥有再多的财富也是枉然。

如今，社会发展疾步如飞，许多人在高强度的工作下压力过大，面对竞争激烈、交往中的各类事件、琐碎的生活问题，对生活、对工作都失去了信心，心情郁闷难受，造成了现代人的心理压力的增加及心态的不平衡，也正是出于这个原因，人们的身体健康受到了严重的影响，同时也产生了许多社会及家庭问题。健康越来越受到人们的普遍重视。那么，健康具体指的是什么呢？

在1946年世界卫生组织成立时，其宪章中就提到了健康的新概念："所谓健康就是在身体上、心理上、社会适应上完全处于良好的状态，而不仅仅是单纯的没有疾病或虚弱状态。"这一概念不仅涉及人的生理问题，而且还包含了心理健康和社会适应良好两个方面，也就是说，生理和心理上没有缺陷和疾病，能充分发挥心理对机体和环境因素的调节功能，保持与环境相适应的、良好的效能状态和动态的相对平衡状态。

其中，心理健康被当做健康的一项重要内容提了出来，由此可见，心理健康同生理健康同样重要。所谓心理健康，其实是一种持续的心理状态，在这种状态下，当事人能够有良好的适应能力，具有生命的活力，并能发挥本身的能力和潜力。

良好的心态能促进人体分泌出更多有益的激素，能增强机体的抗病能力，促进人体健康长寿。心理健康主要指人的精神、情绪和意识方面的良好状态，包括智力发育正常、情绪稳定乐观、意志坚强、行为规范协调、精力充沛、应变能力较强、能适应环境、乐于承担责任、人际关系协调、心理年龄与生理年龄相一致、能面向未来等方面。

心病还需心药医

1．正视现实，接受现实

我们可能没有出生在一个富贵的家庭；我们的工作可能也不尽如人意；我们的爱人可能也不精明能干、体贴入微；我们的孩子可能也不都聪明伶俐、顺从听话；我们也可能正在遭遇挫折和磨难……但是，我们只有先正视这一切，接受这一切，在此基础上，才有改变的可能性。只有认清现实，接受现实，脚踏实地，我们才能有更大的收获。

2．接受他人，善与人处

人生活在由他人构成的社会中，就像鱼儿生活在水中一样，离开了他人，离开他人的帮助，人将无法生存。有心理学家统计，人生80%左右的烦恼都与自己的人际环境有关。对别人吹毛求疵，动辄向他人发火，侵犯他人的利益，不注意人际交往的分寸，都将给自己带来无尽的烦恼。

3．理解自我，悦纳自我

有一个人永远跟我们生活在一起，这个人就是我们自己——自我。孔老夫子说过：“知己者明，知人者智。”我们只有了解自己，接受自己，我们才有可能是幸福的，是健康的。

4．能适当地表达情绪

情绪在心理健康中起着重要的作用。心理健康者经常能保持愉快、开朗、自信和满意的心情，善于从生活中寻求乐趣，对生活充满希望。反之，经常性的抑郁、愤怒、焦躁、嫉妒等则是心理不健康的标志。当一个人心理十分健康时，他的情绪表达恰如其分，仪态大方，既不拘谨也不放肆。

5．心理行为要符合年龄与性别特征

人的心理行为表现是与人的不同阶段的生理发展相对应的，不同的年龄阶段往往具有不同的心理行为特征。如果一个人的心理行为经常严重偏离自己的年龄和性别特征，这意味着心理发育有问题。

6．健全人格

人格是指人的性格、气质、能力等心理特征的总和。心理健康的最终目标就是保持人格的完整性，培养出健全的人格。印度有句谚语说：态度决定行为，行为决定习惯，习惯决定人格，人格决定命运。我们的性格和命运正是由我们自己每时每刻的行动自我雕塑而成。

7．承担责任，乐于工作

除了襁褓中的婴儿之外，每个人都有自己的责任和工作。儿童要尊重父母，做自己力所能及的事；成年人要承担家庭和社会的重担，在工作中获得谋生的手段并得到承认和乐趣。所以，失业给成人的打击不仅是经济上的，而且是心理上的，它会使人丧失价值感，带来心理危机。

能够勇敢地承担责任、从工作中得到乐趣的人，才是真正成熟、健康的人。意大利著名画家达·芬奇说：“劳动一日，方得一夜安寝；勤劳一生，可得幸福的长眠。”而逃避责任、逃避工作只能使人感到烦躁和悔恨。

第二节　是什么阻碍了你的心理健康

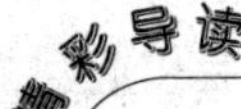

1. 什么是心理缺陷
2. 心理不健康的表现及原因
3. 变态心理的症状
4. 心理疾病的表现症状
5 心理疾病的自我调节

不健康的心理状态一般是因为现实生活、工作压力、处事失误等因素导致的内心冲突。情况严重的会短暂失去理性控制，并对生活、工作和社会交往有一定影响。但通常情况下，这种不良情绪反应在理智控制之下，还可以基本维持正常生活、学习、社会交往，但效率有所下降，社会功能却并未受到严重破坏。

不健康的心理状态表现在三个方面：即心理缺陷、变态心理和心理疾病。

所谓的心理缺陷，是指无法保持正常人所具有的心理调节和适应等能力，心理特点明显偏离心理健康标准，但尚未达到心理疾病的程度。心理缺陷的后果是社会适应不良。最常见的心理缺陷是性格缺陷和情感缺陷。

1．性格缺陷

（1）无力性格：精力和体力不足，容易疲乏，常述说躯体不适，有疑病倾向，情绪常处于不愉快状态，缺乏克服困难的精神。这种人对精神压力和身心矛盾易产生心理过敏反应，由此可诱发心理疾病。

（2）不适应性格：主要表现为社会适应不良。这种人的人际关系和社会适应能力很差，判断和辨别能力不足。在不良的社会环境影响下，容易发生不良行为。

（3）偏执性格：性格固执，敏感多疑，容易产生嫉妒心理，考虑问题常以自我为中心，遇事有责备他人的倾向。这种心理如果不注意纠正，可能发展为偏执性精神病。

（4）分裂性格：性格内向，孤独怕羞，情感冷漠，社会适应能力和人际关系很差，喜欢独自活动。此种心理可能发展成为精神分裂症。

（5）爆发性格：平时性格黏滞，不灵活，遇到微小的刺激也会引起爆发性愤怒或激情。

（6）强迫性格：强迫追求自我安全感和躯体健康，有不同程度的强迫观念和强迫行为。这种心理可能发展成为强迫症。

（7）癔症性格：心理发展不成熟，常以自我为中心，感情丰富而不深刻，热情有余，稳重不足，容易接受暗示，好表现自己。这种性格的人容易发展成癔症。

2．情感缺陷

（1）焦虑状态：对客观事务和人际关系表现出焦虑、紧张、忧心忡忡、疑虑不决。虽然具有强烈的生存欲望，但对自己的健康存有忧虑。

（2）抑郁状态：情绪经常处于忧郁、沮丧、悲哀、苦闷状态，常有长吁短叹和哭泣的表现。这种人缺乏人生的动力和乐趣，生存欲望低下。

（3）疑病状态：常有疑病情绪反应，有疑病性不适症状。自我暗示性强，求医心切。

（4）狂躁状态：情绪高涨、兴奋，活跃好动，动作增多，交际频繁，声音高亢，有强烈的欢快感。这种状态易发展为狂躁症。

（5）淡漠状态：对外界客观事物和自身状况漠不关心，无动于衷。在人际关系中表现为孤独，不合群。

变态心理也称病态心理。它是指人们的心理活动，包括思想、情感、行为、态度、个性心理特征等方面产生变态或接近变态，从而出现各种各样的心理活动异常（精神活动异常）。变态心理表现为个体心理变态的主要标志是心理障碍。心理障碍是各种不同的心理和行为失常的总称。变态心理不只限于精神病人的变态心理，而且也指个体心理现象的异常。

根据心理障碍的表现，变态心理可以分为以下几个方面：

（1）人格障碍：人格明显偏离正常轨道，并表现出不良的行为障碍。

（2）精神疾病：是一种严重的心理变态，已失去对客观现实的理解或者对外界的接触能力。

（3）缺陷心理障碍：指大脑或者躯体缺陷而引起的心理障碍。

（4）身心障碍：由社会心理因素而引起的躯体障碍。

心理疾病主要包括人格障碍、神经症、精神病等。

人格障碍包括心理变态人格及性变态人格，其特点为：人格变态大都从幼年开始，发展缓慢，青春期前后明显加重。人格变态者有人格缺陷做基础。病人智力尚好，认识能力完整，但是自我控制力差。病态人格形成后，一般较为顽固，不易改变，具有相对稳定性。

心理变态人格包括以下几种类型：

① 攻击型人格障碍：这种人格特点是对外界事物做出爆发性反应。容易冲动，常表现出强烈的愤怒和强暴行为。

② 强迫型人格障碍：这种人格障碍的特点是刻板固执，墨守成规，缺乏自信。由于过分地自我克制，往往表现出焦虑和苦闷。

③ 癔症型人格障碍：这种人格障碍的特点是人格不成熟和情绪不稳定，有较强的暗示性，情绪容易激动，变化无常。

④ 偏执型人格障碍：这种人格障碍的特点是固执、自信，分析问题主观片面，对周围事物敏感多疑。这种人好争论，多诡辩，坚持己见不松口，甚至有冲动行为。

⑤ 分裂型人格障碍：这种人格障碍的特点是个性孤独，不好人际交往，情感冷淡，性格怪僻，胆怯害羞，活动能力差，没有进取心。另外，心理变态人格还包括反社会型人格障碍、回避型人格障碍、依赖型人格障碍、自恋型人格障碍等。

性变态人格又称性变态，是指性冲动障碍和性对象歪曲的一种心理变态。性变态的表现形式很多，按性的对象异常可以分为同性恋、恋物癖、异装癖等；按手段异常可以分为露阴癖、窥阴癖、性虐狂等。

我们再来解析神经病。精神病是一组心理疾病，也是一种严重的心理变态。这种心理不健康的原因较多，一般认为大致有以下几种：

（1）生物学原因：指遗传、生化、生理、脑及躯体损伤等因素导致的心理不健康。

① 遗传：大量的调查研究资料表明，在心理疾病中，遗传因素有一定的作用，尤其在精神分裂症、狂躁性抑郁症等疾病中，遗传因素的致病作用较为明显。

② 生化：近代神经化学研究表明，中枢神经递质中的乙酰胆碱、去甲肾上腺素、多巴胺等物质代谢失常，可以成为诱发心理障碍的主要原因。

③ 机体损伤：机体损伤或患病可以引致心理变态。例如脑外伤可引起变态行为；癌症、糖尿病等可以引起适应不良的人格变态等。

（2）心理学原因：指那些因环境条件的变化，通过心理的影响而引起人的心理与行为异常的因素。

（3）社会文化因素：心理学家研究证明，生物学因素决定着心理现象的发生和存在，而社会文化因素决定着心理现象发生、发展和变化的方向。此处社会文化因素包括社会制度、经济条件、生活与文化水平、伦理道德、教育程度等。

① 文化因素：文化因素对某些心理疾病的发展有着巨大的影响。当今世界，科学技术与物质文明高速发展，给人们的心理带来的压力越来越大，如果适应调整不良，就会危害人的身心健康。文化水平低，迷信巫术的人，心理与行为变态就容易发生。

② 社会文化关系的失调：社会文化关系包括阶级、民族、宗教、职业、道德、两性关系等等。关系失调的原因很多，但主要来自社会生活事件。例如，配偶死亡、离婚、失业、考试失败、失恋、家庭不幸、职业紧张等等，也有地震、火灾等突发原因。如果这种失调的强度大，时间长，就可能导致人发生心理和行为异常。

③ 社会动乱的心理创伤：长时间的社会动乱或者暴动会对心理造成巨大的影响。

④ 社会紧张状态的心理作用：人口过密、拥挤、噪声骚扰、生活贫困、工作紧张、社会犯罪、歧视等等，都可以造成紧张状态。伴随紧张状态而产生的消极情绪，例如忧愁、悲伤、焦虑、恐惧等等，可以扰乱人的心理和行为。

心病还需心药医

1．要正确地认识自己

2．要知足常乐

不要把任何事情都想得太过美好，对客观事物现实一点，在某种程度上要乐意安于现状，知足者常乐。

3．心胸要宽广，学会适应

对别人以及对自己的行为不要过于苛求，不要斤斤计较。要善于容忍、体谅。对别人也要对自己。与人和睦相处，会得到友谊，心境自然平静。

4．要坦诚直率

言所欲言，坦诚直率能消除许多心理压力。当自己有什么想法、苦恼，最好能痛痛快快地向自己的亲人和好友讲出来，倾吐你内心的不快，求得他们的帮助。

5．正确对待挫折

面对挫折，要有勇气和信心去战胜它。在挫折面前，要冷静地分析，审慎的考虑，用理智来控制自己的恶劣情绪。

6．培养适应环境能力。

7．要有良好的生活情趣。

第三节　身心健康才是真正的健康

精彩导读

1. 什么是亚健康状态
2. 亚健康产生的原因及表现
3. 亚健康状态下的自我心理调节

通常情况下，人们认为身体只有健康和患病之分。世界卫生组织对健康下的定义是：“健康是一种身体、精神和交往上的完美状态，而不只是身体无病。”新的医学研究也表明，人体健康与患病之间还存在着一个过渡的中间状态，即第三状态——亚健康状态。

据此可得知，身体健康但精神和交往却存在问题，并非真正的健康，只有身心健康才是真正的健康。亚健康状态实际上已经在警告人们，如不加以重视，疾病就会接踵而来；如能加强自我保健，进行自我调节，就可以使自己早日从亚健康状态中走出来，转变成健康状态。

在我国传统观念的影响下，人们普遍认为得病不是件光彩的事情，尤其觉得患精神疾病更不光彩。其实不然，随着社会竞争的加剧，轻度的精神疾病如抑郁症、孤独症、焦虑症等心理障碍病人像感冒一样普遍。

青少年反抗父母、逃学、厌学等心理疾病将长期困扰家庭和社会；中青年关于婚姻、情感、性以及性心理障碍、工作压力等问题的心理疾病，也会或轻或重地制约其发展和影响身心健康；老年人面临下岗、离职、退居二线、退休也会相应地出现一些心理疾病。这些心理疾病都很正常，人在每个年龄阶段都可能出现这样或那样的心理疾病。大部分人是处于身体健康而心理略有问题的亚健康状态。

另据卫生部对十个城市的工作人员的调查，处于“亚健康”的人占48%。据世界卫生组织统计，处于“亚健康”疾病状态的人口在许多国家和地区目前呈上升趋势。据统计，处于“亚健康”状态的患者年龄多在20~45岁，以致医学界不得不把“亚健康”列为21世纪人类健康的头号大敌。

调查表明：“亚健康”状态在一些从事企业管理、商业活动的人中所占的比例最高。这主要是因为随着生活和工作节奏的加快，竞争日趋激烈，人们的心理承受能力日渐加重的缘故。

心理专家认为，精神健康分三个层次，第一是精神疾病，即一些重度的精神障碍，所谓的精神病人，包括意识障碍、精神分裂症、躁狂症等，需要精神病医院专门治疗；第二是心理障碍，如焦虑、妄想、幻觉等，需要心理咨询再辅以药物治疗；第三是心理问题，这就是比较常见的孤独感、忧郁、烦躁等，只要得到合理的心理调整就可以解决。专家进一步解释，存在心理问题的多数人是处于第二和第三层次之间，这属于轻度的心理问题并非精神疾病，心理咨询可以帮助解决。

令人异常担忧的是，大部分人不会因为心理问题主动就医或找心理咨询师，除了经济原因外，很多精神病患者和家属没有认识到抑郁症等精神疾病的害处，或者害怕受到世俗偏见的歧视，讳疾忌医。

专家特别提醒：精神疾病并不可怕。患上抑郁症等精神疾病，要积极治疗，切莫讳疾忌医。不妨告诉自己：“我只是情绪感冒了，现在很痛苦，但只要治疗一下就会好的。”

预防和治疗亚健康应从纠正病因开始，从平时的生活抓起，要从思想上重视，科学健身、提高修养，营造良好的生活环境和人际关系，也就是从生物、心理、社会的角度全面加以预防。

心病还需心药医

1．学会调节自己的情绪

请把注意力从消极方面转到积极、有意义的方面来，心情会豁然开朗。

2. 保持生活规律、合理膳食

生活起居要有规律，进行适当锻炼。饮食方面要注意合理搭配，营养摄入均衡。

3. 多与人交往

要多培养与人接触的爱好，让闲暇、无聊的生活充实起来。找一些跟自己志趣相投的人互相交流，让别人来分享你的快乐。

第四节　心理健康的“营养素”

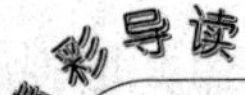

1. 心理健康需要哪些“营养素”

2. 怎样合理摄入“营养素”

一般人都知道，身体的生长发育需要充足的营养。事实上，心理“营养”也非常重要，若严重缺乏，则会影响心理健康。那么，人重要的心理健康“营养素”有哪些呢?

1．最为重要的精神“营养素”是爱

爱能伴随人的一生。童年时代主要是父母之爱，童年是培养人心理健康的关键时期，在这个阶段若得不到充足和正确的父母之爱，就将影响其一生的心理健康发育。少年时代增加了伙伴和师长之爱，青年时代情侣和夫妻之爱尤为重要。中年人社会责任重大，同事、亲朋和子女之爱十分重要，它们会使中年人在事业家庭上倍添信心和动力，让生活充满欢乐和温暖。至于老年人，晚年幸福是关键。

2．坚强的信念与理想也是重要的精神“营养素”

信念与理想对于心理的作用尤为重要。信念和理想犹如心理的平衡器，它能帮助人们保持平稳的心态，度过坎坷与挫折，防止偏离人生轨道，进入心理暗区。

3．重要的精神“营养素”是宣泄和疏导

无论是转移回避还是设法自慰，都只能暂时缓解心理矛盾，而适度的宣泄具有治本的作用，当然这种宣泄应当是良性的，以不损害他人、不危害社会为原则，否则会恶性循环，带来更多的不快。心理负担若长期得不到宣泄或疏导，则会加重心理矛盾，进而成为心理障碍。

4. 宽容也是心理健康不可缺少的“营养素”

人生百态，万事万物难免都能够顺心如意，无名火与萎靡颓废常相伴而生，宽容是脱离种种烦扰，减轻心理压力的法宝。

5. 善意和讲究策略的批评也是重要的精神“营养素”

一个人如果长期得不到正确的批评，势必会滋长骄傲自满、固执、傲慢等毛病，这些都是心理不健康发展的表现。过于苛刻的批评和伤害自尊的指责会使人产生逆反心理。遇到这种“心理病毒”时，就应提高警惕，增强心理免疫能力。

保持心理健康的关键是要学会自我调适，善于驾驭个人情感，做到心理保护上的自主自觉，主动为自己补充健康的心理营养素。

心病还需心药医

1. 正确处理人际关系

具有良好的人际关系，可以使自己保持开朗的性格，热情乐观的品质，从而正确认识、处理各种现实问题，化解学习、生活中的各种矛盾，形成积极向上的优秀品格。

2. 开阔视野，拓宽心胸

在闲暇时，不妨走出校园、家门，到大自然中去领略它博大、美丽。有利于走出狭隘的内心世界。

3. 正确认识自己，树立正确的人生观，有积极的人生目标。

第二章

健康先健“心”

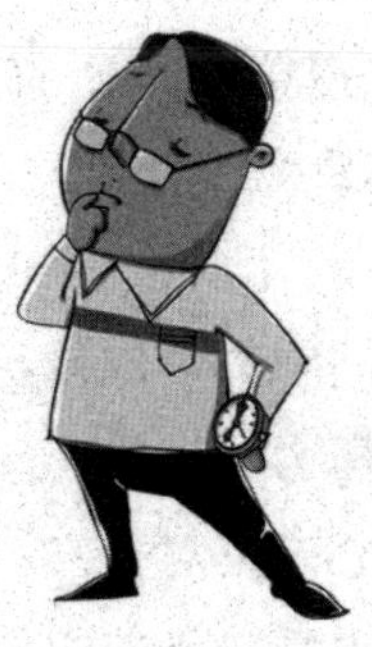

第一节　心理健康重在自我调节

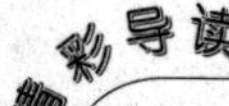

精彩导读

1. 心理健康的重要性
2. 做自己的心理医生
3. 心理健康如何进行自我心理调节

据专家介绍，由于现代人的生活方式的改变，生活节奏的加快，一些人的盲目行为增多，加之过分追求短期效益，因而失败的几率较高，内心失去平衡，容易产生心理问题。心理专家认为：

“一个人的心理状态常常直接影响他的人生观、价值观，直接影响到他的某个具体行为。因而从某种意义上讲，心理卫生比生理卫生显得更为重要。”

从理论上讲，一般的心理问题都可以自我调节，每个人都可以用多种形式自我放松，缓和自身的心理压力和排解心理障碍。面对“心病”，关键是你如何去认识它，并以正确的心态去对待它。虽然我们找心理医生看病还不能像看感冒发烧那样方便，但提高自己的心理素质，学会心理自我调节，学会心理适应，学会自助，每个人都可以在心理疾患发展的某些阶段成为自己的“心理医生”。

首先，要掌握一定的心理卫生科学知识，正确认识心理问题出现的原因；其次，要能够冷静清醒地分析问题的因果关系，特别是主观原因和缺欠，安排好对己对人都负责任的相应措施；另外，要恰当地评价自我调节的能力，选择适当的就医方式和时机；最后一点，也是日常生活中最为关键的一点，就是树立正确的人生观和处世观，拥有正常睿智的思维，避免走入心灵的误区。

现代社会要求人们心理健康、人格健全，不仅要拥有良好的智商，还要有良好的情商。在出现心理问题时，人们开始重视并寻求咨询和医疗，这是社会文明进步和人们文化素质提高的一种表现。据专家介绍，生活条件越好，文化层次越高，人们对心理卫生的需求也就越迫切。随着科学文化知识的普及和心理卫生服务的完善，解决“心病”会有更多更好的渠道和办法。

心病还需心药医

1．要加强修养，遇事泰然处之

要清醒地认识到生命总是由旺盛走向衰老直至消亡，这是不能抗拒的自然规律。应当养成乐观、豁达的个性，平静地接受生理上出现的种种变化，并随之调整自己的生活和工作节奏，主动地避免因生理变化而对心理造成的冲击。事实上，那些拥有宽广胸怀、遇事想得开的人是不会受到灰色心理疾病困扰的。

2．要合理安排生活，培养多种兴趣

人在无所事事的时候常会胡思乱想，所以要合理地安排工作与生活。适度紧张有序的工作可以避免心理上滋生失落感，令生活更加充实，而充实的生活可改善人的抑郁心理；同时，要培养多种兴趣。爱好广泛者总觉得时间不够用，生活丰富多彩就能驱散不健康的情绪，并可增强生命的活力，令人生更有意义。

3．尽力寻找情绪体验的机会

一是多想想你所从事的事业，时时不忘创新，做出新的成绩，跃上新的台阶；再者要关心他人，与亲朋、同事同甘共苦，无论悲欢、离合，都是对心理的撼动，它会使人头脑清醒，心胸开阔；三是多参加公益活动，乐善好施，为子孙造福。最好是学会一门艺术，比如唱歌弹琴，写作绘画，都会使你进入一种新的境界，产生新的追求，在你的爱好之中寻找乐趣。

4．保护心理宁静

面对大量的信息，不要紧张不安、焦急烦躁、手足无措，要保持心情宁静，学会吸收现代科学信息的方法，提高应变能力。还要尽量多地设想出获取它们的可行途径，并选择一个最佳行动方案，从而减轻个人的心理负担，又能收到事半功倍之效。

5．适当变换环境

一个人在一个缺乏竞争的环境里容易滋生惰性，不求有功但求无过，过于安逸的环境反而更易引发心理失衡。而新的环境，接受具有挑战性的工作、生活，可激发人的潜能与活力，变换环境进而变换心境，使自己始终保持健康向上的心理，避免心理失衡。

6．正确认识自我与社会的关系

要根据社会的要求，随时调整自己的意识和行为，使之更符合社会规范。要摆正个人与集体、个人与社会的关系，正确对待个人得失、成功与失败，这样就可以减少心理失衡。

第二节　走出你狭隘的内心世界

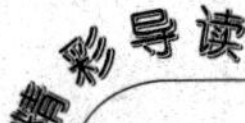

1. 什么是狭隘心理
2. 狭隘心理形成的原因
3. 狭隘心理如何进行自我调适

狭隘是一种心胸狭窄、气量狭小的心理和人格缺陷。狭隘者常常表现为：吝啬小气，斤斤计较，吃不得亏，会想方设法弥补“损失”；不能容忍他人的批评，不能受一点儿委屈和无意的伤害，否则便耿耿于怀、伺机报复；人际交往面窄，追求少数朋友间的“哥们儿义气”，只同与自己类似或不超过自己的人交往，容不下那些与自己意见有分歧或比自己强的人。

狭隘是自私的产物，要想不狭隘自私，首先我们要认识到狭隘自私的最终受害的是我们自己。狭隘让我们不能正确分析事物，从而远离真理；自私让我们心胸不宽广，整日为是非人我，穷通得失而萦萦绕绕，烦恼重重。同时自私也会让我们身边的人远离我们。

狭隘心理的形成包括两个方面的原因：

（1）认识水平。有些人阅历浅、经验少，容易把事情想得过于困难、复杂，加之对自己的能力估计不足，对事情感到无能为力，因此容易紧张、焦虑、心胸狭隘。

（2）家庭因素。家庭不良因素的影响与狭隘的产生有很大关系，如有些人的狭隘心理完全是父母的翻版。另外，优越的生活环境、父母溺爱的教育方法也往往使自己任性、骄傲、自私，受不了半点委屈，容不下“异己”分子，十分狭隘。心胸狭隘有百害而无一利，必须加以克服。

心病还需心药医

1．积极应对挫折

人生在世，困难挫折在所难免，痛哭流涕时有发生。一味的焦虑、忧愁解决不了问题，而且对身心健康有害。要学会以解决问题的方式积极应对挫折：遇到挫折，冷静分析原因，想想应该如何解决，选择最好的方法，然后制订计划，贯彻执行。如此，你就会在行动中感到自己的进步，哪里还会有时间伤心悲叹?

2．正确处理人际关系

要培养集体主义精神和高尚的情感，进行正当的人际交往，与人相处应热情、直率，善于团结互助，融“小我”于“大我”之中。交往的增多，可加深彼此了解与沟通，更透彻地了解别人与自己，开阔心胸。如果认识不到这一点，不愿结交意见相悖或强于自己的人，那你永远只能在你的小圈子中徘徊。

3．开阔视野，拓宽心胸

在闲暇时，不妨走出校园、家门，到大自然中去领略它的博大、美丽。大自然会让你感到自己的渺小。培养豪迈气概，有利于走出狭隘的内心世界。

4．树立正确的人生观，确定一个积极的生活目标

人活在世，如何才能体现自己的价值？要充分地挖掘生命的潜能，为社会做贡献，给后人留下点有价值的东西。当一个人把眼光放在大事上，为自己确立了一个积极的生活目标，他就不会计较一时的得失。抛开“自我中心”，就不会遇事斤斤计较，“心底无私”才能“天地宽”。

5．丰富业余文化生活

拓宽兴趣范围，多参加各种文娱、体育活动，使自己时刻感受到生活、学习中的新鲜刺激，感受到生活的美好，从而在健康向上的氛围中增强精神寄托，消除心理压力。

第三节　自信帮你解除自卑心理的束缚

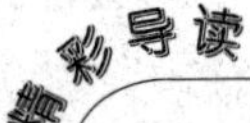

1. 自卑心理分析
2. 自卑心理产生的原因
3. 自卑的心理表现
4. 自卑的自我心理调适

自卑，就是自己轻视自己，看不起自己。自卑心理严重的人，并不一定就是他本人具有某种缺陷或者短处，而是不能容纳自己，自惭形秽，常常把自己放在一个低人一等，不被自己喜欢，进而演绎成别人看不起的位置，并由此陷入不能自拔的境地。

自卑的人心情低沉，郁郁寡欢，常因为害怕别人瞧不起自己而不愿意与别人来往，只想和人疏远，缺少朋友，甚至内疚、自责、自罪；他们做事缺乏信心，没有自信，优柔寡断，毫无竞争意识，享受不到成功的喜悦和欢乐，因而感到疲劳，心灰意懒。

著名的奥地利心理学家阿德勒认为：人类都有自卑感以及对自卑感的克服与超越。小的时候，看到别人长大而自卑；长大后，发现别人比自己有钱自卑；有钱的时候，看到别人比自己更富年轻力壮也自卑。这样看来，自卑其实是不可怕的，从某种程度上讲，自卑也是推动一个人不断自我完善的动力。但是，如果你已经认识到自己的自卑，而不愿意去进行自我突破的话，那么自卑对你来讲就是非常有害的。

为什么会产生自卑心理呢？一般来说，自卑感的产生与主客观因素及和自我评价因素有着密切的关系，表现在三个方面：

（1）自傲逼人。即人们常说的过分的自卑以过分的自尊表现出来，尤其当屈从的方式不能减轻其自卑之苦时，就采用好斗方式。有自卑感的人比任何人更注意到不让自己被别人发现其内心的真实想法，因此当他认为别人可能会发现时，便采用这种好斗的方式阻止别人的了解。人们常发现这种人动辄就会为一件微不足道的事寻找借口滋事。其实，这种矫枉过正的做法反而暴露出自己真实的内心世界。

（2）跟随大流。丧失信心之人，常对自己的决定缺乏自信，便随大流以求与他人保持一致，去应验一句“人随大流不挨罚，羊随大群不挨打”的古训。害怕表明自己的观点，努力寻找他人的认可。我们发现对自卑者来说的一个“规律”：他们在做了某一件事之前就想：别人是不是这样的看法？我这样做会让人笑吗？会不会被认为是出风头？在做了事之后，又想：不知会不会得罪人？如果刚才不那么做就会更好等等。总而言之，求同心理极强。

（3）胆怯封闭。一些人由于深感自己不如别人，在人与人交往或者从事某项事业中必败无疑，于是把自己封闭起来，不参与竞争，不干有风险的事，坚信“安全第一”。越是封闭自己，就越是对自己没有自信，造成不良循环。事实上，我们发现自卑的人很少会主动与人交往，在一些有激烈竞争的事业中更难觅踪影。

另外，自卑者都有一些共同的典型心理：

（1）意志消沉。自卑者的意志是消沉的，他们心情沉重的原因之一是“背负情感包袱”。他们像负重的牲畜一样，把没有解决的老问题、老矛盾背在身上，天天翻来覆去地念叨那些烦恼的事情。

（2）多疑，对别人和自己的信心都不足。

（3）消极地看待问题，凡事总往坏处想。自卑者最难忘怀的便是失望与厄运，他们整天想着消极的事情。

（4）总是自怨自艾与自责。

（5）不愿意改变，不愿意尝试新鲜事物。在现代社会变化剧烈而竞争残酷的状况下，任何人都会不断地遭到自卑感的冲击，尤其是当以往在许多方面逊于自己的人、如今却优越地站在你面前的时候。你的心理会严重地失衡，那种自卑感更是难以忍受。

（6）高兴不起来。如果你对于生活前景的看法是消极的，你就不可能快乐。对于情绪消极的自卑者来说，几乎根本没有过欢笑愉快的经历。他们把现实可能享受的欢乐也失去了，因为他们还在回味昨日不愉快的经历，沉溺于痛苦之中。

（7）老是想着扫兴的事情，一旦看到别人热情地去做某件事，会觉得不可思议。

可是自卑并不是错。著名的奥地利心理学家阿德勒认为，自卑感并非什么坏的情感，或是变态的征兆。相反，它是每个人在追求更加优越的地位和完美的人生过程中必然要出现的心理反应。关键在于如何对待这种自卑，是像孩子那样利用自卑作为借口逃避现实，事事依赖他人，还是勇敢地克服和超越自卑，走向成功的人生?

每个人都会有自卑感，但不同的人可能有不同的选择——第一种人自惭形秽，被自卑所压倒，在消沉中萎靡不振，在忧郁的情绪中越陷越深而不能自拔，形成恶性的“自卑情结”。

第二种人由于刺激产生了相当强烈的反抗心理，急于改变自卑的地位，不顾他人的利益，极端的自私，形成专注于自我的狂热的“优越情结”。这是和极端的自卑者完全相反的人格类型，由于他们缺乏社会责任感和合作精神，同时过分妨碍他人，往往也遭到失败的结局。

第三种人是上述两者的中间型，他们既正视自己的自卑，注重克服和超越，更清楚人是社会的动物，人与人之间既有冲突，也有合作，而自我的成功就需要在合作中达成，需要兼顾他人的利益。这是一种理性的、健康的优越人格。看看当今的社会，这样的人才会如鱼得水，无往不胜。因此，对于一个自卑者，如何调适自卑心理对于人生有着重要的意义。

心病还需心药医

1．勇敢地战胜自卑

战胜自卑，首先要承认，自卑情绪人皆有之。实质上，一个人并非在每个方面都能出类拔萃，因为天外有天，人外有人。所以，在某些时候的某些方面有不如意的感觉，出现自卑也是正常的，大可不必以此为耻而自暴自弃，更犯不着用狂妄自大、目中无人去掩饰，那只是自欺欺人。

战胜自卑就要正确地认识自我。尺有所短，寸有所长。每个人都有自己的短处，也都有自己的长处。如果我们以已之长去比别人之短，就能发掘出自信，可以在客观地认识短处和劣势的基础上，找出自己的长处与优势。可以将自己最满意的事情、最引以为荣的优点和令人瞩目的成绩炫耀于心中的“荣耀室”，从而反复地刺激和暗示自己“我还可以”、“我能行”。美国著名心理学家麦克斯威尔说：“人的所有行为、感情和举止，甚至才能，与其自我意向是一致的。”如果能将“我还可以”、“我能行”的心理暗示不断地渗透到自己人生的各个方面，便能撞击出生命的火花，就能培养出阿基米德“给我一个支点，我将移动地球”的那份自信。

（1）要正确地表现。心理学家建议：有自卑心理的人，不妨多做一些力所能及、把握较大的事情，这些事情即使很“小”，也不要放弃争取成功的机会。任何成功都能增强自己的自信，任何大的成功都蕴积于小的成功之中。换言之，要通过在小的成功中表现自己，确立自信心，循序渐进地克服自卑心理。

（2）设法正确地补偿自己。盲人尤聪，聋者尤明，这是生理上的补偿，人的心理也同样具有补偿能力。为了克服自卑心理，可以采用两种积极的补偿：其一是勤能补拙，知道自己的在某些方面有缺陷，不背思想包袱，以最大的决心和最顽强的毅力去克服这些缺陷，这是积极的、有效的补偿。华罗庚说：“勤能补拙是良训，一分辛苦一分才。”其二是扬长避短，“失之东隅，收之桑榆。”我们读达尔文、济慈、歌德、拜伦、培根、亚里士多德的传记，就不难明白，他们的优秀品质和一生的辉煌成就，从某种意义上来说，都促成于人的缺陷，缺陷不是绝对不能改变的，关键是自己愿不愿意改变，只要下定决心，讲究科学方法，因势利导，就会使自己摆脱自卑，逐渐成熟起来。

（3）要正确地评价自己。人贵有自知之明。所谓“自知之明”，不仅表现在能如实地看到自己的短处，也能恰如其分地看到自己的长处，切不可因自己的某些不如别人之处而看不到自己的如人之处和过人之处，这才是正确的与人比较。马克思曾说过，伟人之所以高不可攀，是因为你自己跪着。

2．从自卑中超越自我

一个人由于缺乏成功的经验，缺乏客观的期望和评价，消极的自我暗示又抑制了自信心，加上生理或心理上的缺陷、恶劣的生活境遇等等原因导致了自卑心理的产生。这种心理常表现为抑郁、悲观、孤僻。如果任其发展，便会成为人的性格的一部分，难以改变，严重影响人的社会交往，抑制人的能力发展。那么如何来克服自卑心理呢？

（1）要有意识地选择与那些性格开朗、乐观、热情、善良、尊重和关心别人的人进行交往。在交往过程中，你的注意力会被他人所吸引，会感受到他人的喜怒哀乐，跳出个人心理活动的小圈子，心情也会变得开朗起来；同时在交往中，能多方位地认识他人和自己，通过有意识的比较，可以正确认识自己，调整自我评价，提高自信心。

（2）增加成功经验。一个人成功经验越多，他的期望也就越高，自信心也就越强。可见，通过一次又一次微小的成功，可以使自信心得到增强和升华。对于自卑的人来说，重要的是建立起符合自身实际情况的“抱负水平”，增加成功的经验。这可以由小由少做起，确保首次努力的成功，形成良性循环。如果已遇到困境，感到自卑时，则可改做一件比较容易成功，或者自己愿意并有兴趣的活动或工作，以便增强信心，免除自卑。

（3）多向名人学习。多读些有关名人成功的书籍，尤其是那些曾被自卑感困扰的名人的事迹，从中获得克服困难的经验，进而鼓励自己自强自信，发挥所长，集中精力，矢志不渝地达到目标。这样，自卑心理也会不驱而散。

（4）学会深层冥想法。日本精神疗法研究所所长小林英夫认为，此法能充分运用潜能抑制自卑感。方法是：配合腹式呼吸，集中想想自己的长处，例如想想小学时期那些令人高兴的事，想想别人的赞美，就拥有越多的自信，不要羞于承认自己的长处，以零为基点，不断去增添它。

第四节　让虚荣不再得到你的爱慕

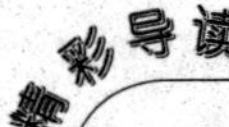
精彩导读

1. 虚荣心理分析
2. 虚荣心理产生的原因
3. 虚荣心与自尊心的关系
4. 虚荣心理的表现及危害
5. 虚荣心理的自我调适

在现实生活中，很多人都具有虚荣心，虚荣心理是指一个人借用外在的、表面的或他人的荣光来弥补自己内在的、实质的不足，以赢得别人和社会的注意与尊重。它是一种很复杂的心理现象。法国哲学家柏格森曾经这样说过：“虚荣心很难说是一种恶行，然而一切恶行都围绕虚荣心而生，都不过是满足虚荣心的手段。”

虚荣心强的人喜欢在别人面前炫耀自己的荣耀经历和辉煌业绩，他们或夸夸其谈，肆意吹嘘，或哗众取宠，故弄玄虚，自己办不到的事偏说能办到，自己不懂的事偏要装懂，一切为了提高自己。虚荣心强的人喜欢炫耀有名有地位的亲朋好友，希图借助他人的荣光来弥补自己的不足，而对于那些无名无分、地位“卑微”的亲朋则避而不谈，甚至唯恐避之而不及。

虚荣心理的产生及其强弱与个体心理品质、思想修养有着直接的关系。除此之外，还受个体所处的生活环境及社会文化传统的影响。

自尊心过强的人易产生虚荣心理。每个人都有维护自尊的需要，每个人都喜欢听恭维、赞扬的话，这在一定程度上是人的本性的显现。如果一个人的自尊心过于强烈，渴望获得别人对自己的重视、尊重和赞扬，而自身又缺乏过人之处，不具备足以令人称道的实力，就不得不寻求其他手段，如借用外在的、表面的，甚至是他人的荣光来弥补或替代自己实力的不足，以此满足自尊的需要。在此过程中，虚荣心理的产生在所难免。

私心过重的人容易产生虚荣心理。私心过重的人会时刻考虑个人的利益得失，总希望自己时时处处胜过别人、超过别人。为了达到这一目的，常常煞费苦心地营造或借用本来不属于自己的、虚假的荣誉来掩饰个人的缺陷和不足，以提高自己，显示自己的“过人之处”。

缺乏自信的人容易产生虚荣心理。虚荣心理的产生往往是那些缺乏自信、自卑感强烈的人进行自我心理调适的一种结果。某些缺乏自信、自卑感较强的人，为了缓解或摆脱内心存在的自惭形秽的焦虑和压力，试图采用各种自我心理调适方式，其中包括借用外在的、表面的荣耀来弥补内在的不足，以缩小自己与别人的差距，进而赢得别人对自己的重视和尊敬，虚荣心便由此而生。

处于特定社会文化环境中易产生虚荣心理。在人际交往中注意“脸”和“面子”，是中国人长期形成的一种社会心理。所谓“脸”，是一个人为了自我完善而通过形象整饰和角色扮演在他人心目中形成的特定形象；所谓“面子”，则是一个人在社会人际关系中依据对“脸”的自我评价，估价自己在别人心目中所应有或占有的地位。所以，“脸”和“面子”代表着人的荣誉和尊严。一个人要想有脸面，必须先成就大事，通过他的不平凡的作为而获得人们的赞同，形象才会随之高大起来。

因此，从某种意义上讲，中国社会人际交往中注重“脸”与“面子”的文化传统在一定程度上刺激和强化了中国人虚荣心理的产生。

所谓虚荣心，从心理学角度来说是一种追求虚表的性格缺陷，是一种被扭曲了的自尊心。在社会生活中，人人都有自尊心，都希望得到社会的承认，但虚荣心强者不是通过实实在在的努力，而是利用撒谎、投机等不正当手段去渔猎名誉。

虚荣心的产生跟自尊心有极大的关系。自尊心强的人，对自己的声誉、威望等等比较关心；自尊心弱的人，一般对这些都不在意，但也不能因此就认为虚荣心强的人一般自尊心强。因为自尊心同虚荣心既有联系，更有区别，虚荣心实际上是一种扭曲了的自尊心。人是需要荣誉的，也该以拥有荣誉而自豪的。可是真正的荣誉应该是真实的，而不是虚假的，应该是经过自己努力获得的，而不是投机取巧取得的。面对荣誉，应该是谦逊谨慎，不断进取，而不是沾沾自喜，忘乎所以。可见，当人对自尊心缺乏正确的认识时，才会让虚荣心缠身。

消除虚荣心要实事求是，考虑具体条件，不要追求虚假的声誉，也就是我们平时所说的“打肿脸充胖子”。有人把虚荣心的表现分为13个方面：①表面热情，内心冷淡，讨好别人；②对批评耿耿于怀；③喜欢谈论有名气的亲戚朋友或以与名人交往为荣；④热衷于时髦服装，对西方的流行货倾倒；⑤行事购物喜摆阔；⑥找对象过分追求长相门第；⑦婚礼讲排场、摆阔气；⑧讲面子，面子第一；⑨好表现自己，尤其想在大庭广众面前露一手；⑩好掩盖自己；⑪对表扬沾沾自喜；⑫不懂装懂，海阔天空；⑬热衷于追求一鸣惊人的成果。

虚荣心理，其危害是显而易见的。其一是妨碍道德品质的优化，不自觉地会有自私、虚伪、欺骗等不良行为表现；其二是盲目自满、故步自封，缺乏自知之明，阻碍进步成长；其三是导致情感的畸变。由于虚荣给人以沉重的心理负担，需求多且高，自身条件和现实生活都不可能使虚荣心得到满足，因此，怨天尤人，愤懑压抑等负性情感逐渐滋生、积累，最终导致情感的畸变和人格的变态。严重的虚荣心不仅会影响学习、进步和人际关系，而且对人的心理、生理的正常发育都会造成极大的危害。所以我们要努力克服虚荣心理。

心病还需心药医

1. 端正自己的人生观与价值观

自我价值的实现不能脱离社会现实的需要，必须把对自身价值的认识建立在社会责任感上，正确理解权力、地位、荣誉的内涵和人格自尊的真实意义。

2. 改变认知，认识到虚荣心带来的危害

如果虚荣心强，在思想上会不自觉地渗入自私、虚伪、欺诈等因素，这与谦虚谨慎、光明磊落、不图虚名等美德是格格不入的。虚荣的人外强中干，不敢袒露自己的心扉，给自己带来沉重的心理负担。虚荣在现实中只能满足一时，长期的虚荣会导致非健康情感因素的滋生。

3. 调整心理需要

需要是生理的和社会的要求在人脑中的反映，是人活动的基本动力。人有对饮食、休息、睡眠、性等维持有机体和延续种族相关的生理需要，有对交往、劳动、道德、美、认识等的社会需要，有对空气、水、服装、书籍等的物质需要，有对认识、创造、交际的精神需要。人的一生就是在不断满足需要中度过的。在某种时期或某种条件下，有些需要是合理的，有些需要是不合理的。要学会知足常乐，多思所得，以实现自我的心理平衡。

4. 摆脱从众的心理困境

从众行为既有积极的一面，也有消极的另一面。对社会上的一种良好时尚，就要大力宣传，使人们感到有一种无形的压力，从而发生从众所为。如果社会上的一些歪风邪气、不正之风任其泛滥，也会造成一种压力，使一些意志薄弱者随波逐流。虚荣心理可以说正是从众行为的消极作用所带来的恶化和扩展。例如，社会上流行吃喝讲排场，住房讲宽敞，玩乐讲高档。在生活方式上落伍的人为免遭他人讥讽，便不顾自己客观实际，盲目跟风设计，打肿脸充胖子，弄得劳神伤财，负债累累，这完全是一种自欺欺人的做法。所以我们要有清醒的头脑，面对现实，实事求是，从自己的实际出发去处理问题，摆脱从众心理的负面效应。

第五节　让宽容融化你的报复心理

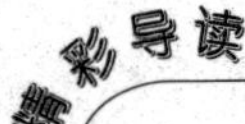

精彩导读

1. 报复心理的表现
2. 报复心理的积极作用和消极作用
3. 报复心理如何进行自我调节

所谓报复心理，是指当人们受到强烈破坏性刺激后，产生的某种与对方行为相对抗的“以牙还牙”的反应性心理。

报复心理是有某种积极意义的。它可以变成个人或群体进步的动力，促使自己由弱小变得强大。但无论如何，报复心理是具有破坏性的，是一种不健康的心理，是心胸狭隘、道德修养差的表现。报复心理不仅会对报复对象造成这样或那样的“伤害”，而且有害自己的心理健康。有报复心理的人，容易误解别人的意思，对别人怀有一种戒备和防范心理，很难与人相处。有时报复了别人，自己的良心也会不安，甚至自责自惩。报复心强的人，自我意识卑劣、行为极端、瞧不起别人，也不愿与人相交，因此没有良好的人际关系。

其实，报复心理是自卑心理的极端表现。有报复心理的人，为了维持心理平衡，在无法从行动上去实现某种欲望时，便从心理上自我发泄，诅咒社会对己不公平，对比自己地位高的或曾经给自己带来不幸的人怀着一种惩治的心理，有时甚至采取诽谤、侮辱、侵犯人权、违法乱纪等不正当手段。严重情况下，会愤世嫉俗、玩世不恭，甚至对社会都深怀敌意。那么，如何才能克服严重的报复心理呢？

心病还需心药医

1．学会宽容、感动与关爱

世界上没有完美的东西，有阳光就会有阴影，要学会用辩证的眼光看待这个世界。不要仇视他人，试着去发现优点，试着从小事里学会感动，你会发现别人没有想象的那么可恶，社会也没有想象的那么昏暗。学会关爱他人，你必然会收到爱的回报；学会宽容他人，你也善待了自己。我们的心就像一个容器，当周围充满爱的时候，哪里还会有怨恨的容身之地呢？

2．认识报复心理和行为的危害性

在实施报复后，在短暂的快意之后，到头来是“众叛亲离”，还要整天担心遭到报复；被报复者虽然得到了大家的同情和帮助，但所受的伤害始终是一个心理阴影。所以说，报复行为的最终结果只能是两败俱伤，没有胜利者。报复心理是要不得的，它会让你的内心越来越狭隘，身心疲惫。

3．学会换位思考

生活中与他人发生矛盾冲突在所难免，对此要有心理准备，不能回避，也不能“以暴抑暴”。学会换位思考，可以尽量减少矛盾的产生，减少报复心理的折磨。

第六节　驱除你的嫉妒心理

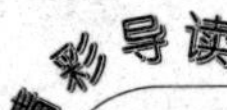

1. 嫉妒心理的内容
2. 嫉妒心理产生的根源
3. 嫉妒心理的具体特征
4. 嫉妒心理的危害性
5. 怎样和有嫉妒心理的人相处
6. 嫉妒心理如何进行自我调节

嫉妒是一种比较复杂的心理。它包括有焦虑、恐惧、悲哀、猜疑、羞耻、自咎、消沉、憎恶、敌意、怨恨、报复等不愉快的情绪。别人天生的身材、容貌和逐日显示出来的聪明才智，都可以成为嫉妒的对象，其他如荣誉、地位、成就、财产、威望等有关社会评价的各种因素，也都容易成为人们嫉妒的对象。嫉妒是一种负性情绪，是指自己的才能、名誉、地位或境遇被他人超越，或彼此距离缩短时所产生的一种由羞愧、愤怒、怨恨等组成的多年情绪体验。它是有明显的敌意甚至会产生攻击诋毁行为，不但危害他人，给人际关系造成极大的障碍，最终还会摧毁自身。地位相似、年龄相仿、经历相近的人之间容易产生嫉妒。

嫉妒几乎人人都有。它是人们普遍存在的病症。从本质上看，嫉妒心理是一种不健康的心理。无论是何种形式和内容的嫉妒，都有害于保持正常的人际交往及健全的社会生活。在日常生活中，我们不知不觉地受到别人的嫉妒，或自己本身也不知不觉地对别人产生嫉妒之心。被嫉妒的人常常是自己周围熟识的人。有时，明知道是嫉妒，是不应该的，却无法消除。

嫉妒源于病态竞争，与个体的性格、文化背景、阅历、世界观关系密切。通常有以下原因引起:①胸无大志、无所事事，才会去挑别人的刺；②自我实现受阻时，容易产生嫉妒心理；③角色定位错误，不能自得其所、自得其乐；④不能客观地认识自己，总是认为自己应该是万事超人前，其实这是不可能的，也是无必要的；⑤自我封闭、自卑、自我中心等性格缺陷者容易产生嫉妒；⑥特定的文化背景影响，如儒家的中庸之道，不患寡而患不均。

嫉妒的产生是因为人的公平心理。在一个公平层次才会有嫉妒的产生。人是要求公平的。当公平心理畸形发展，就可能导致嫉妒。嫉妒是公平心理的消极反映。如果不在同一个公平层次，比如说在特定时间特定条件对另一个人另一件事自愧不如，就不会产生嫉妒。嫉妒心理总是与不满、怨恨、烦恼、恐惧等消极情绪联系在一起，构成嫉妒心理的独特情绪。

不同的嫉妒心理有不同的嫉妒内容，但主要是在四个方面表现得尤为突出，这就是名誉、地位、钱财、爱情。有的还表现为一种综合性的笼统内容，即只要是别人所有的，都在其嫉妒之内。嫉妒心理有以下几种具体特征：

(1) 不易察觉的伪装性。由于社会道德的威力，嫉妒心理被大多数人所不齿，使嫉妒心理一般都不愿直接地表露出来，千方百计地伪装，企图使人不易察觉。如本来是嫉妒某人的某一方面，却不敢直言，故意拐弯抹角地从另一方面进行指责或攻击。

(2) 不断发展的发泄性。一般说来，除了轻微的嫉妒仅表现为内心的怨恨而不付诸行为外，绝大多数的嫉妒心理都伴随着发泄性行为。主要有三种方式：一种是言语上的冷嘲热讽；一种是行为上的冷淡，疏远被嫉妒者；一种是具体行为，或是攻击性强的行为。

(3) 明确的指向性。嫉妒心理的指向性往往产生于同一时代、同一部门的同一水平的人中间，主要是因为嫉妒心理是一种以极端自私为核心的绝对平均主义者。因为曾经“平起平坐”过，或是曾经“不如自己”过，如今成了“能干”者，使嫉妒者产生抵触和对抗。

(4) 明显的对抗性。古希腊斯葛多派的哲学家认为：“嫉妒是对别人幸运的一种烦恼。”

嫉妒心理的对抗特征具有明显的攻击性，其攻击目的在于颠倒被攻击者的形象，甚至本来关系密切，由于嫉妒使道德天平倾斜，往往不看别人的优点、长处，而总是挑剔别人的毛病，甚至不惜颠倒黑白，弄虚作假。

从心理学角度分析，嫉妒是一种病态心理。当看到别人在某些方面高于自己时，便产生一种由羡慕转为恼怒嫉恨的情感状态。嫉妒的范围是很广的，包括嫉人、嫉事、嫉物。手段也多种多样，有的挖空心思采用流言蜚语进行恶意中伤，有的付诸于手段卑劣的行动。

根据嫉妒发生的速度与强度，可分为两种：一种同激情相联系的嫉妒，称之为“激性嫉妒”。这种嫉妒带有强烈的激情性质，来势凶猛，发展迅速，难于控制；另一种与心境相联系，被称为“心境嫉妒”。该嫉妒缓慢而持续，对人体的影响不如前一种明显，但可改变人的性格。主要表现为郁郁寡欢，忧心忡忡，产生孤独情绪，乃至积忿成疾。

现代精神免疫学研究揭示，脑和人体免疫系统有着密切的联系。嫉妒导致大脑皮层功能紊乱，可引起人体内免疫系统的胸腺、脾、淋巴腺和骨髓的功能下降，造成人体免疫细胞与免疫球蛋白的生成减少，因而使机体抵抗力大大降低。

对嫉妒的危害，我国的传统医学早就有过论述。《黄帝内经》明确指出：“妒火中烧，可令人神不守舍，精力耗损，神气涣失，肾气闭塞，郁滞凝结，外邪入侵，精血不足，肾衰阳失，疾病滋生。”

嫉妒心理是一种破坏性因素，对生活、人生、工作、事业都会产生消极的影响，正如培根所说：“嫉妒这恶魔总是在暗暗地、悄悄地毁掉人间的好东西。”这是因为嫉妒心理：

(1) 直接影响人的情绪和积极奋进精神。

(2) 影响人际关系。荀况曾经说过：“士有妒友，则贤交不亲；君有妒臣，则贤人不至。”嫉妒是人际交往中的心理障碍，它会限制人的交往范围，压抑人的交往热情，甚至能反友为敌。

(3) 容易使人产生偏见。嫉妒，在某种程度上说，是与偏见相伴而生、相伴而长的。嫉妒程度有多大，偏见也就有多大。偏见不仅仅出自于一种无知，还出自于某种程度的人格缺陷。

（4）压制和摧残人才。在现实社会生活中，在对人才的评价和使用的过程中，时常受到嫉妒心理的干扰，使得有些人才得不到及时、合理的使用。有位历史学家曾断言，中国社会自唐代以后开始走下坡路，一个重要的原因就是嫉贤妒能的现象日趋严重。

嫉妒破坏友谊、损害团结，给他人带来损失和痛苦，既贻害自己的心灵又殃及自己的身体健康。因此，必须坚决地、彻底地与嫉妒心理告别。

嫉妒心理也是一种痛苦的心理，当还没有发展到严重程度时，用各种感情的宣泄来舒缓一下是相当必要的。在这种发泄还仅仅是处于出气解恨阶段时，最好能找一个较知心的朋友或亲友，痛痛快快地说个够，暂求心理的平衡，然后由亲友适时地进行一番开导。虽不能从根本上克服嫉妒心理，但却能中断这种发泄性朝着更深的程度发展。有一定的爱好者，则可借助各种的业余爱好来宣泄和疏导。

心病还需心药医

1．自我转换法可以消除嫉妒心理

嫉妒可以使一个人萎靡不振，但是如果合理地自我转换，不把时间浪费在抱怨外在环境，就能变为发愤图强。

2．自我抑制，自我宣泄

自我抑制是治疗嫉妒心理的苦药，自我宣泄是治疗嫉妒心理的特效药。

3．走自己的路，让别人去说

与有嫉妒心的人相处时，最好不要特意采取一些方式来对待他们。因嫉妒心理本身就是多疑的、爱猜忌的。所以，倒不如将有嫉妒心的人当做普通人来看待。俗话说，见怪不怪，其怪自败。与其说费尽心思去琢磨，不如来个“无为而治”，落得个“无为而无不为”的效果。

4．采取妥协和退让的必要策略

（1）以爱化恨，以让抑争。以爱化恨法主要是以真诚的爱心去感化嫉妒者，从而消除和化解嫉妒。老百姓常说，“恨是离心药，爱是胶合剂。”

因此，当你遇人嫉妒时，如果能够以德报怨，用爱心去感化嫉妒者，恩怨也就自然会化解了。

（2）大智若愚，难得糊涂。孔子曾说："聪明圣智，守之以愚；功被天下，守之以让；勇力抚世，守之以情；富有四海，守之以谦。"这不仅是一种单纯的策略，事实是，当一个人在鲜花与掌声中时更需谦虚、谨慎，这不仅防备被嫉妒，而且能从根本上调整自己。

（3）以有原则的忍让来抑制无原则的争斗，这是根治双向嫉妒和多向嫉妒的关键之举。如果嫉妒者向你发出挑战，你不但不迎战，反而退避三舍，以不失原则的适度忍让来求大同存小异，或是求大同存小异，都不失为化解嫉妒、免遭嫉妒的好方式。

（4）多沟通、消除误解

有些嫉妒是因误会而产生，就需要进行沟通和交流，否则误会越来越深，以致严重干扰和破坏人际关系的正常化。在说服时要注意心平气和，也要做好多次才能说服的准备。

（5）对嫉妒者还要采取鼓励的态度。因为嫉妒者是在处于劣势时产生的心理失落和不平衡，虽表面气壮如牛，但内心是空虚的，且隐含着一种悲观情绪。所以对嫉妒者采取鼓励的态度十分必要，主要是客观地分析他们的长处，强化他们的信心，转变他们的错误想法，而且还要在力所能及的情况下，为嫉妒者提供一些实质性的帮助，使嫉妒转向公平竞争。

（6）少一份虚荣就少一份嫉妒心。虚荣心是一种扭曲了的自尊心。自尊心追求的是真实的荣誉，而虚荣心追求的是虚假的荣誉。对于嫉妒心理来说，它是要面子，不愿意别人超过自己，以贬低别人来抬高自己，正是一种虚荣、一种空虚心理的需要。单纯的虚荣心与嫉妒心理相比，还是比较好克服的。但现实生活中，二者却紧密相连，相依为命。所以克服一份虚荣心就少一份嫉妒心。

第七节　病态怀旧：“思念”出来的心理疾病

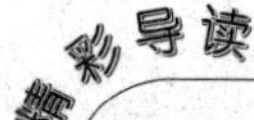

1. 怀旧心理是如何产生的
2. 病态怀旧心理的症状
3. 病态怀旧心理如何克服

怀旧是一种常见的心理现象。一个人适当怀旧是正常的，也是必要的。比如，思念故乡、故人的怀旧，“抬头望明月，低头思故乡”、“月是故乡明”等等，能激发人的爱国热情；回忆过去的美好经历，可以使人心情舒畅。但是，如果因为怀旧而否定现在和将来，生活在今天，而志趣却滞留在昨日，一言一行与现实生活格格不入，就成了病态怀旧。病态怀旧心理通常是不能适应环境的表现和结果。

病态怀旧心理有很明显的症状：

（1）对现状不满。

（2）沉溺于对过去的追忆。依恋过去的事情、友人或恋人以及经历，不厌其烦地重复述说，将过多的时间放在追忆上，以至于严重地影响了正常的生活。

（3）追忆持续的时间相对较长，一般反复出现的时间频率都较高。病态怀旧心理往往是由不适应现实造成的，而他们又不肯承认根源在于自己，而是将挫折合理化，把原因和责任全推给环境或变化。但这样会造成更大的挫折和不适应，继续强化怀旧心理，逐步扩大与环境、条件或事物的隔阂。

根据怀旧对象的不同，可以将怀旧分为五类：能力怀旧；经历怀旧；社交怀旧；物品怀旧；环境怀旧。社会怀旧是环境怀旧的一种。病态的社会怀旧是由于社会的变迁、价值观的改变以及个人的失落感引起的异常心理，主要表现在：对社会抱有偏见，对过去的东西夸大美化，对现在的一切只看到不好的一面，不能客观评价。有病态怀旧心理的人很难与时代同步。这有碍于他们自身的进步与发展，应进行适当的调节。

心病还需心药医

1．寻找最佳结合点

如果对新事物立刻接受有困难，可以在新旧事物之间寻找一个突破口。例如思考如何再立新功、再创辉煌，不忘老朋友、发展新朋友，继承传统、厉行改革等，从新旧结合做起。

2．发挥积极功能

正常的怀旧有一种寻找宁静、维持心灵平和、返朴归真的积极功能。这方面的功能多一些，病态的、消极的心态就会减少。因此，也不应对怀旧行为一概反对，正常的怀旧还是要提倡的。

3．积极参与现实生活

如认真地读书、看报，了解并接受新生事物，积极参与改革的实践活动，要学会从历史的高度看问题，顺应时代潮流，不能老是站在原地思考问题。

第八节　挫折面前也从容

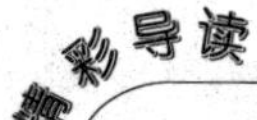

1. 挫折心理的表现
2. 正确认识挫折心理
3. 挫折心理如何进行自我调节

心理上所说的挫折，是指人们为实现预定目标采取的行动受到阻碍而不能克服时所产生的一种紧张心理和情绪反应，它是一种消极的心理状态。

在人生漫长的旅途中，由于各种主客观原因，谁都不是一帆风顺、万事如意的，都难免遇到一些困难和失败，甚至饱经风雨和坎坷。一般学习上的困难、工作中的不顺利、同学同志之间的一时误会和摩擦、恋爱中的波折等，固然会引起不良情绪反应，但相对而言，毕竟影响不大。

但严重的挫折会造成强烈的情绪反应，或者引起紧张、消沉、焦虑、惆怅、沮丧、忧伤、悲观、绝望。长期下去，这些消极恶劣的情绪得不到消除或缓解，就会直接损害身心健康，使人变得消沉颓废，一蹶不振；或愤愤不平，迁怒于人；或冷漠无情，玩世不恭；或导致心理疾病，精神失常；也有的可能轻生自杀，行凶犯罪。青年人大都有远大理想，热情高，但涉世浅、经验少，很容易产生挫折感。而他们的感情又较脆弱，缺乏锻炼，耐力差，遭挫折后很容易产生激烈的心理冲突而不能自制和自拔。因此，怎样对待逆境、应付挫折，对于每个人来说都是一次严峻的考验，需要用行动做出抉择和回答。所以我们要正确认识挫折。

挫折是指个人们从事有目的的活动时，由于遇到阻碍和干扰，其需要得不到满足时表现出的一种消极情绪状态。生活中的失败挫折既有不可避免的一面，又有正向和负向功能。既可使人走向成熟、取得成就，也可能破坏个人的前途，关键在于你怎样面对挫折。适度的挫折具有一定的积极意义，它可以帮助人们驱走惰性，促使人奋进。挫折又是一种挑战和考验。

首先，挫折帮助你成长。人的成长过程是适应社会要求的过程，如果适应得好，就觉得宽心、和谐；如果不适应，就觉得别扭、失意。而适应就要学会调整自己的动机、追求和行为。学会在不同环境、不同时间、不同对象、不同规范条件下调整行为。

其次，挫折增强你的意志力。心理学家把轻度的挫折比作“精神补品”，因为每战胜一次挫折，都强化了自身的力量，为下一次应付挫折提供了“精神力量”。同时，挫折也有负面效应。在日常生活中，每个人对挫折的反应并不相同。一方面这决定于对挫折的感情理解；另一方面，感情上的失落比物质上的失落反应激烈。当你追求的目标代表着爱、名誉、地位、尊严时，一旦目标丧失，就会产生不良的心理影响，这是一种负面效应。人在遭遇挫折时，往往会感到缺乏安全感，使人难以安下心来，工作和生活都会受到影响。

人生的道路并不平坦，随时都可能遇到挫折和不幸，给人带来心理上的压力和痛苦。虽然我们不能避免所有的挫折和不幸，但我们却有办法去对付挫折，疏导压力。

心病还需心药医

1．良好的情绪培养法

培养乐观豁达的良好情绪有助于消除受挫情绪，提高自信心，对抗精神压力。措施有：

（1）不要过分计较个人得失，宽宏大量，乐于助人。

（2）遇到痛苦和积怨，不要抑制自责，闷在心中，要善于转移和分散注意力，也可以通过别的方式发泄内心积聚的能量，有助于情绪稳定。

（3）广交朋友、热情待人，遇到烦恼和心理矛盾时，主动找知心朋友谈心求助，以及时得到安慰和心理支持。

(4)在学习、工作和生活中人际关系要处理好，不要钩心斗角，要同舟共济。

(5)培养积极向上的人生态度，树立远大的人生观。

(6)热爱自己的学习和自己的工作，以学习和工作为自己的第一生活乐趣。

(7)改变生活情趣，对周围事物感兴趣并具有积极的探求心理，培养多样化兴趣。

(8)不要老是担心自己的健康和疾病，不要过分自我注意、自我暗示自己有什么不适和疾病。

(9)不要怨天尤人，牢骚满腹。

(10)遇事当机立断，不要为小事左顾右盼，要珍惜美好时光。

2. 暗示法

一位在读大学生，平素聪明，开朗活泼，谈锋甚健。可在一次紧张的考试之后，整天昏昏沉沉，连思考最简单的问题也感到困难，睡眠越来越差。她十分烦恼，骂自己是笨蛋，断定自己是脑子坏了，产生了厌世的情绪。她向心理医生求治。心理医生断定她是因挫折而引起抑郁症，便开了一张奇特的处方，要求她对照各种条目“每日三省吾身”。

(1)不自觉的自卑心理，常常有一个抑郁的假设，在支配你的思想。

(2)夸大和缩小。用放大镜看待自己的缺点，同时又缩小了对自己力量的估计。

(3)无所适从。这种思想的例子就是“我应当做这个”或者“我必须做那个”。你干一件事时所感到的内疚之情远远超过干这件事的动机。

(4)戴上有色眼镜，只看到事物的消极部分，这样就会很快断定任何事情都是消极的。

(5)情绪推理。比如常常感到好像做了什么坏事似的把自己的情绪当做自己做错事的证据。

(6)不准确的自我评价。有些人在碰到挫折时，也许会想，“这是运气差”而不是认为我犯了一个错误，这种开脱是荒谬的，说明一个人不能准确地评价他所干的事情。

（7）肯定一切或否定一切，把事物看成非黑即白，总是对自己失去信心。

（8）不必要的类推。由于有过一次不顺心的经历，就认为会祸不单行。

心理医生向她建议，当心情不舒畅或难以自制时，首先要记录一下自己的消极思想，在纸上就消灭它，别让它在自己的头脑中作怪。

这个学生发现，心理医生列举的种种“心病”特征仿佛都与自己有关。她按照医生的叮嘱，每天坚持对照，挫折心情果然渐趋消失。意识疗法的主要精神就在于重新建立自尊，它使你有信心，把自己当成一个值得尊敬的朋友。

3．呼吸调节法

呼吸调节法是指通过调整呼吸来使身体得到松弛，进而缓解精神紧张。如深呼吸练习操，其程序如下：

（1）用鼻吸气，用嘴吐气，连续做几次平静的深呼吸。

（2）选择一个舒适的坐姿，闭上双眼，注意自己是用嘴还是用鼻呼吸及呼吸频率。

（3）注意身体的肌肉群，尽量放松。

第九节　其实没什么了不起

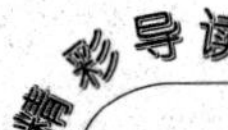

1. 自负心理解析
2. 自负心理的产生原因
3. 自负心理的一般表现
4. 自负的自我心理调节

在工作中，若对自己的能力评价过高，而对别人的能力评价过低，自然也会产生自负心理，于是在工作中就容易彰显自负的个性，而忽视了他人或全体的力量。即使有人对他的缺点做出指正，他未必就能听得进去，这样我行我素，势必会在自己的工作中、与同事的沟通中、甚至是在和领导的接触中处处暴露自视清高的迹象。这样一来，他就很难和周围的同事融洽相处，会在同事和领导的心里留下不好的印象，到了这个份上，他的工作不出错则好，如若出现问题，自然与他的自负性格脱不了干系，抹泪的结果估计都是轻的，他的“饭碗”说不定就会因此而失去。自负心理的产生往往与以下因素有关：

（1）生活中的一帆风顺。人的认识来源于经验，生活中遭受过许多挫折和打击的人，很少有自负的心理；而生活中一帆风顺的人，则很容易养成自负的性格。现在的中学生大多是独生子女，是父母的掌上明珠，如果他们在学校出类拔萃，老师又宠爱他们，就会养成自信、自傲和自负的个性。

（2）片面的自我认识。自负者缩小自己的短处，夸大自己的长处。自负者也同样缺乏自知之明，同时又把自己的长处看得十分突出，对自己的能力评价过高，对别人的能力评价过低，自然产生自负心理。当一个人只看到自己的优点，看不到自己的缺点时，往往会产生自负的个性。这种人往往好大喜功，取得一点小小的成绩就认为自己了不起，成功时完全归因于自己的主观努力，失败时则完全归咎于客观条件的不合作，过分地自恋和自我中心，把自己的举手投足都看得与众不同。

（3）过分娇宠的家庭教育。家庭教育是一个人自负心理产生的第一根源。对于青少年儿童来说，他们的自我评价首先取决于周围的人对他们的看法，家庭则是他们自我评价的第一参考系。父母宠爱、夸赞、表扬，会使他们觉得自己“相当了不起”。

（4）情感上的原因。一些人的自尊心特别强烈，为了保护自尊心，在交往挫折面前，常常会产生两种既相反又相通的自我保护心理。一种是自卑心理，通过自我隔绝，避免自尊心的进一步受损；另一种就是自负心理，通过自我放大，获得自卑不足的补偿。例如，一些家庭经济条件不很好的学生，生怕被经济条件优越的同学看不起，装清高，在表面上摆出看不起这些同学的样子。这种自负心理是自尊心过分敏感的表现。他们通常表现为：

① 过度防卫，有明显的嫉妒心。这种人有很强的自尊心，当别人取得一些成绩时，其妒忌之心油然而生，极力去打击别人，排斥别人。当别人失败时，幸灾乐祸，不向别人提供任何有益的信息。同时，在别人成功时，这种人常用“酸葡萄心理”来维持自己的心理平衡。

② 看不起别人，总认为自己比别人强很多，这种人固执己见，唯我独尊，总是将自己的观点强加于人，在明知别人正确时，也不愿意改变自己的态度或接受别人的观点。总爱抬高自己贬低别人，把别人看得一无是处。

③ 自视过高，认为自己非常了不起，别人都不行。很少关心别人，与他人关系疏远。这种人时时事事都从自己的利益出发，从不顾及别人，不求于人时，对人没有丝毫的热情，似乎人人都应为他服务，结果落得个门庭冷落。

心病还需心药医

1. 与人平等相处

自负者视自己为上帝，无论在观念上还是行动上都无理地要求别人服从自己。平等相处就是要求自负者以一个普通社会成员的身份与别人平等交往。

2. 接受批评是根治自负的最佳办法

自负者的致命弱点是不愿意改变自己的态度或接受别人的观点，接受批评即是针对这一特点提出的方法。它并不是让自负者完全服从于他人，只是要求他们能够接受别人的正确观点，通过接受别人的批评，改变过去固执己见、唯我独尊的形象。

3. 要以发展的眼光看待自负

既要看到自己的过去，又要看到自己的现在和将来，辉煌的过去可能标志着你过去是个英雄，但它并不代表着现在，更不预示着将来。

4. 提高自我认识

要全面的认识自我，既要看到自己的优点和长处，又要看到自己的缺点和不足，不可一叶障目，不见泰山，抓住一点不放，未免失之偏颇。认识自我不能孤立地去评价，应该放在社会中去考察，每个人生活在世上都有自己的独到之处，都有他人所不及的地方，同时又有不如人的地方，与人比较不能总拿自己的长处去比别人的不足，把别人看得一无是处。

第十节 别让你的“心理天平”失衡

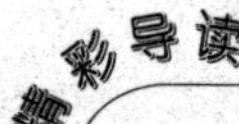

精彩导读

1. 心理平衡与心理健康
2. 心理失衡的原因及表现
3. 心理失衡与健康的关系
4. 心理失衡的自我心理调节

在西方心理学的字典里是没有“心理平衡”这一术语的，可谓是中国人的独创。

通俗地讲，心理平衡就是指人们用升华、幽默、外化、合理化等手段来调节对某一事物得失的认识。心理学家认为，心理平衡是指个体在观念认识、情绪反应、行为倾向等方面的和谐反应状态。心理平衡应表现为没有欲望和观念的冲突或冲突被调匀；心平气和，没有紧张、焦虑、畏缩等不良情绪反应等。

中国人之所以用“心理平衡”一词来形容这一心理调节过程，离不开我们“阴阳对立、福祸转换”的遗传“文化基因”。自古以来，中国人深受道家思想的影响，在看待个人的荣辱得失时，很讲究内心的平衡之道。可以说，中国人用“心理平衡”一词形容自我的心理调节是个必然。实际上，心理学中的“内向”、“外向”的概念即含有阴阳平衡之意，是瑞士心理学家荣格在读了老子的《道德经》之后创造的。

那么心理平衡与心理健康是什么样的关系呢?

心理平衡是心理健康的重要标志，但并不等于心理健康。

心理学家对心理健康标准的规定并不是一成不变的。它可以随着社会及个体的变化不断地调整。另外，心理活动形式丰富多彩，绝非千篇一律。心理活动本身是一个动态的过程，不是僵死的状态。心理健康就是不断向良好心理特征变化的过程，是人们通过不断的心理调整达到的一种良好状态。不断调整的过程，就是把种种原因造成的心理失衡调适为心理平衡的状态。心理平衡是心理健康过程的终点和心理健康状态的表现。因此可以说，心理平衡是心理健康的重要标志。

虽是重要标志，但如果认为心理平衡就代表着心理健康，那么你就走入了误区。通常人们会认为心理健康是平衡与适应，并把平衡理解为内心无冲突，把适应理解为对周围环境的顺从。但这两种理解都不能说是心理健康的表现。例如，一个满足于现状、没有追求、不思进取的人，由于不会有挫折感、不会有冲突，其内心一般颇为平衡，但能说他心理健康吗？再比如，今日社会上到处都是见人说人话、见鬼说鬼话、左右逢源、上下讨好的人，实在不能说他们心理健康。实质上，心理健康应该是一种积极的人生态度。

其实，在多数情况下人们的心理是处于失衡状态的。在心理学上，心理失衡是指人的心理失去和谐而处于理念、情感和行为的冲突状态。

在不同的人身上，心理失衡有不同的表现。有的表现为不分是非的逆反和抵触、不问对象的疯狂报复、不遗余力的谩骂攻击等，一些青年人尤其如此。有的人则表现为情绪消沉、悲观厌世、自怨自艾、自我封闭等，从否定自己的价值进而否定人生的意义。还有的人在心理失衡之下，为求得内心的宁静，无论什么问题都无原则地顺应别人，以致形成了逆来顺受的庸人性格。

造成心理失衡的原因很多，又因人而异，非常复杂。愿望不能实现、需要得不到满足、处理不好人际关系、经受不了挫折、适应不了环境、恶疾缠身等等，都是心理失衡的诱因。心理学研究认为，种种原因都可以归结为两类：外界压力，为客观原因；心理调控失败，为主观原因。如何才能保持心理平衡呢?

心理失衡的危害是严重的，不但会造成人心理上的病变，还可能带来身体上的疾病，严重影响人们的正常生活。因此，必须学会自我调节，保持心理平衡。

心病还需心药医

首先要查明失衡的原因。如果是工作中的失误造成的，就应及时纠正；如果是自己不能正确对待生活，就应该寻求他人帮助来认识自己。如果你试图帮助别人时，有一点应该注意：如果帮助的是青年朋友，千万不要以居高临下的态度去教训他们，要注意运用启发、开导的方法。

其次，心理学中还有许多具体方法也可有针对性地采用。下面列举出一些典型方法。

1. 聊天转移法

研究发现，找个人聊聊天具有心理调节的功能。闲聊可以缓解紧张、消除隔膜，能使处于困境中的人很快平静下来，能营造被劝说者良好的心理状态，从而有利于劝说的顺利进行。现在生活节奏日益加快，人们越来越重视闲聊了：电视上有“闲话俱乐部”，报纸上有“闲话专栏”，“闲话”书籍也在满大街地卖。闲聊还可以表达礼节与温情；闲聊还能够化解怨气、发泄怒火；闲聊也可以躲避碰撞、防备责问。

2. 遗忘不快法

“遗忘”是记忆心理学中的一个重要理念和环节。心理学研究表明，人的心理承受能力是有限度的，面临的冲突事件过多时，就会烦躁、焦虑和紧张。如果我们终日生活在对往事痛苦的回忆中，反复品尝过去的挫折，心情就会越发忧郁，对现实就越发不满，心理就更加不平衡。

如果忘却那些琐碎之事，就能使自己的身心获得宽慰；忘掉心中的不快，就能把自己从痛苦中解脱出来，激发出新的力量。因此，我们要学会有意识地忘记。

3. 自我解嘲法

所谓自嘲法，就是当遇到令自己尴尬或难堪的场合或突发事件时，不要逃之夭夭，也不要手足无措，更不要埋怨他人，要自我解嘲、缓和气氛、避免冲突。自我解嘲法是一种自我调侃、自我贬抑的方法。

例如，在酒店里，服务员上菜时，不小心将菜汤溅到了某位尊贵的秃头顾客的头顶上。当众人都屏息等待一场冲突时，该顾客却出人意料地手指自己的秃顶对服务员说：“小姐，你以为这种治疗会有效吗？”他借助了高超的自嘲术，不但维护了自尊，而且也展示了自己的大度胸怀，使众人的心理都得到了平衡。

4．激励法

要走出心理失衡，最好的办法是给自己一个激励，即给自己确立一个追求的目标，并付诸行动。采用激励法时，首先目标要确立得适宜，既不能太高又不能太低：太高的目标会使心灵受挫折而变得垂头丧气；不费吹灰之力就可以实现的目标，则不能给内心带来喜悦。其次，要选择对社会有价值而且必须依靠自己的努力来实现的目标。

5．泪流满面法

俗话说“男儿有泪不轻弹”，科学研究却告诉男儿们，这样做并不是什么好事。

研究发现，强忍泪水恰恰造成情绪压抑，而痛快地流泪则可以减轻乃至消除这种压抑。情绪不好时哭上一阵可以缓解你心中的郁闷、悲伤、沮丧、愤怒，可以防止因长久压抑而走向极端。因此，为了心理平衡，应当放弃有泪不轻弹的传统戒条，让自己因情绪冲动、波动而哭泣，不必为哭泣而难为情。

第十一节　是谁让你这么敏感

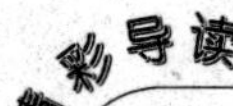
精彩导读

1. 敏感心理的表现
2. 什么是过度敏感心理
3. 过度敏感心的表现
4. 敏感心理的自我调节

你生活在情感过于充沛的海洋里，敏感的神经随时都可以被调动起来，因为周围发生的一切都会在你的心里留下深深的痕迹。电视新闻里一个话题沉重的报道会让你没有食欲。有一天，你目睹了一场车祸，你用了好几个月才缓过来。

当你感到自己受到伤害的时候，心中便升起极度委屈的情绪。比如在商场里，如果售货员用干巴巴的口吻对你说“没有你要的尺码”，你的心情立即就会变得很坏。

你不能接受别人对你的负面评论。虽然你也走上了工作岗位，给自己披上了一个职业女性的外壳，显得果敢而练达，但是在别人对你的工作提出某种批评时，你会好几个小时在那里琢磨，缓不过劲来。

朋友说了在你看来很难接受的话，你就会耿耿于怀，心里不舒服。他们的言语越是在你心里挥之不去，你就越感到无法释怀。而如果你感到身边的朋友欺骗了你，那情况就更糟了，你会一连好几个星期躲在家里医治心灵的创伤。其实你知道，应该从自我沉默中走出来，重新与朋友交流，否则很快你就不会再有朋友可以去一起逛街或下馆子了。

这些都是敏感心理的普遍反应，也是一种社会病，存在极为普遍。因此要正确认识和调适自己过度敏感的心理。

真正了解自己敏感的根源。过度敏感往往是不成熟的表现。遇到微妙又棘手的事情，受了一点点委屈，眼泪很快就涌了上来，于是跑到洗手间去哭。当自己敏感的神经被激发出来的时候，应该问自己几个问题：是谁让我这么敏感？我敏感的是什么？我不敢说出口的又是什么？

比如，你在你的上司面前哭泣，是因为你缺乏自信还是惧怕权势还是内心世界潜藏着别的什么原因？心理治疗学家说，“当过去的痛苦经历再次出现的时候，人们往往会变得过度敏感。”结果是，别人碰到了你的痛处，你就不能自制了。

不要让坏事影响自己的心情。过度敏感的人都有一种自贬自责的倾向，一个小小的挫折都往心里去，随即开始怀疑自己的全部。于是，所有外界的批评都是有道理的、应该的，一切都是自己的错，很快就变成了：我自己一无是处，太平庸了，是个傻瓜……其实，搞清楚敏感的根源之后，再遇到不愉快的事情，稍微进行一下自我反省就可以了，并不需要对自己进行全面检讨继而全面否定。

心理学家说，“如果一个指责很过分，那么你也要懂得回敬那个指责你的人，不要让别人自以为有权利无端指责你。”碰到让你伤心的事，要努力寻找一个解脱的办法，比如你可以向朋友倾诉。越跟别人多交流，就越能从相对化的角度看问题。原本认为很严重的事，其实并没有那么糟糕；原本天大的事，其实也很渺小。有了一次经历，下次就能够轻松地面对，要让自己从内心里接受正在发生的一切。

世界对你的微笑永远都会是灿烂的。生活虽然不会有太多轰轰烈烈的事情，但是你的生活也绝对没有理由总是处于消极的状态中，要珍视那些小小的快乐。过度敏感的人的弱点在于他们缺乏自信心，总是在寻找抱怨的理由。结果是，即使别人发自内心的赞扬，也不足以让他们往好处去想。所以，为了克服这种情况，过度敏感的人要学会自我赞扬，要培养一种积极的思维。

敏感的人是一个更善于倾听、观察细致的人。他们有很敏锐的知觉，能一下子就看出人性中的弱点，如言不由衷的阿谀，欲言又止的犹豫和眼神中流露的不信任，一切都逃不过他们的眼睛。虽然敏感的人容易想得太多，跟自己过不去，但这种人却可以是一个有心人，不至于撞到了南墙还觉得云里雾里。

过度敏感的人可能会更快地意识到问题，而不会对周边事物视而不见。或许我们从敏感者的身上可以获得某种启迪，那就是防止让自己变成心理麻木者。别人提出批评时，问问自己，他说的有没有说错的地方?

如果能这样，那么别人的批评对你的进步和成熟便是起了建设性的作用了。对于那些不喜欢你的人，你有没有想过一定要改变他们对你的态度，要让他们喜欢你，将这个目标变成自己不得不迎接的一种挑战。真正有这种思维方式并能够做到这一点的人并不多。然而，一旦你做到了，你对人性的适应能力便会超过你的同事，就会让你拥有更多的机会。

心病还需心药医

1. 不要对别人有偏见

当发现自己的想法跟别人不一样时，一定要换一下位置思考，是不是自己的偏见在影响自己，因为很多敏感出于个人的偏见。因此，当有了某种疑虑时，不妨先调查一下，看一看猜疑与事实是否相符。

2. 增强自信心，增加良好的自我感觉

只要自己真诚、热情，就会增加自己的吸引力。所以对自己要有信心，同时要多参加学校的各种群体活动，在群体中学习人际交往的知识。

3. 加强沟通

尊重性的询问会有利于问题的解决。

4. 心胸要宽广

遇事应该乐观一些，大度一些，不要对人和事情都过于敏感。朋友之间最重要的是宽容，不能斤斤计较，处处表现出比较在意别人的态度，久而久之，会让人产生与你交往不舒服的感受。有些时候不要太要面子，有些时候放低些自尊，反倒会赢来别人的尊重和友谊。

第十二节　让忙碌充实你的空虚心理

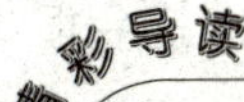

1. 什么是空虚心理
2. 空虚心理的产生及不良心态
3. 空虚的自我心理调节

空虚，是指百无聊赖、闲散寂寞的消极心态，是心理不充实的表现。空虚心理实际是一种社会病，存在极为普遍，是一种危害健康的心理上的疾病，指一个人没有追求，没有寄托，没有精神支柱，精神世界一片空白。空虚的心理可来自对自我缺乏正确的认识，对自己能力过低的估计，终至整天忧郁，思想空虚；或是因自身能力和实际处境不同步，陷入“志大才疏”或“虎落平川”的窘境中，常常感到无奈、沮丧、空虚；或是对社会现实和人生价值存在错误的认识，以偏概全地评价某一社会现象或事物，当社会责任与个人利益发生冲突时，过分地讲求个人的得失，一旦个人要求得不到满足，就心怀不满，“万念俱灰”；或是因退休、下岗、失恋、工作挫折、投资失误、经济拮据等导致失落困惑感使然。

要知道，人生在世是艰难的，是不容易的，不会总是有顺境的。生活在五光十色的大千世界中，不会总是一帆风顺，难免会碰到不顺心、不如意的事情，也就必然会有喜、有忧、有得、有失。人，要有点精神，要有所追求，要有精神支柱，要有一种献身精神。

“外面的世界很精彩，外面的世界很无奈”，这就要求人们要面对现实，面对生活，“不以物喜，不以己悲”。无论在什么地方，做什么事情，遇到什么问题，都应该沉着冷静，保持良好的心理，实事求是地应对一切。人老了，退休了，还可奉献余热；下岗了，再求职，作为人生拼搏的第二起点；工作受到挫折，投资失败了，要汲取教训，总结经验，审时度势，东山再起，将其视为成功的“奠基石”。总之，不要灰心，不要气馁，充实自我，战胜空虚，就一定能迎来精神和事业上的光明。

有人说，一个人的躯体好比一辆汽车，你自己便是这辆汽车的驾驶员。如果你整天无所事事，空虚无聊，没有理想，没有追求，那么，你就会根本不知道驾驶的方向，就不知道这辆车要驶向何方。这辆车也就必定会出故障，会熄火的。这将是一件可悲的事情。

心病还需心药医

1. 转移目标

当某一种目标难以实现，受到阻碍时，不妨转移目标，如除了学习或工作以外，培养自己的业余爱好（绘画、书法、打球等），使困扰的心平静下来。当有了新乐趣后，就会产生新的追求，有了新的追求，就会逐渐完成生活内容的调整，并从空虚状态中解脱出来，去迎接丰富多彩的生活。

2. 及时调整生活目标

空虚心态往往是在两种情况下出现的。一是胸无大志。二是目标不切实际，使自己因难以实现目标而失去动力。因此，摆脱空虚必须根据自己的实际情况，及时调整生活目标，从而调动自己的潜力，充实生活内容。

3. 忘我地工作

劳动是摆脱空虚极好的措施。当一个人集中精力、全身心投入工作时，就会忘却空虚带来的痛苦与烦恼，并从工作中看到自身的社会价值，使人生充满希望。

4. 求得朋友支持

当一个人失意或徘徊之时，特别需要有人给以力量和支持，予以同情和理解。只有在获得很多人支持时，你才不会感到空虚和寂寞。

5. 读几本好书

读书是填补空虚的良方。读书能使人找到解决问题的钥匙，使人从寂寞与空虚中解脱出来。读书越多，知识越丰富，生活也就越充实。

第十三节　你总是很多心

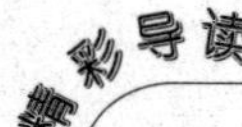

1. 什么是猜疑心理
2. 猜疑心理的消极作用
3. 猜疑心理产生的原因
4. 完美主义的自我心理调节

猜疑是一种心理现象，是由缺乏“自我安全感”引起的。猜疑是对某种表面现象，或是从某一假想出发，没有把握地进行判断和推理，处处神经过敏，事事捕风捉影，对他人失去信任，对自己也同样心生疑窦，损害正常的人际关系，影响个人的身心健康。

猜疑心重的人往往整天疑心重重、无中生有，每每看到别人议论什么，就认为人家是在讲自己的坏话。猜忌成癖的人往往捕风捉影，节外生枝，说三道四，挑起事端，其结果只能是自寻烦恼，害人害己。猜疑心理是人际关系的蛀虫，既损害正常的人际交往，又影响个人的身心健康。

心理学认为，猜疑是一种不良的心理品质，一经产生，其消极作用很多，既会影响内部团结，又会影响自己的情绪，有损心理健康，并且还可能引起一系列的错误行为，给自己的工作和生活带来不良的后果。

因此，不要随便地去猜疑别人，要豁达大度，与人坦诚相见，注意沟通，相互了解，彼此信任，发展情谊，创造和睦，建立信任和真诚，消除猜疑和忧心。

首先我们要认清楚猜疑心理的产生原因，主要有四方面：

（1）不良的心理品质。猜疑心理重的人通常也是狭隘自私、自尊心过强、嫉妒心强烈的人。

（2）受流言蜚语的影响。听信谣言，也会产生猜疑心理。

（3）错误的思维定势。喜欢猜疑的人，总是以某一假想目标为起点，以自己的一套思维方式，依据自己的认识和理解程度进行循环思考。这种思考从假想目标开始，又回到假想目标上来，如蚕吐丝作茧，把自己包在里面，死死束缚住。

（4）相互间缺乏信任。一个人对别人越缺乏信任，产生猜疑心理的可能性也就越大。

生活中我们常会碰到一些猜疑心很重的人。他们总觉得别人在背后说自己坏话，或给自己使坏。有时我们自己也喜欢猜疑，看到别人说笑，便以为他们在议论自己，心里就不痛快起来。喜欢猜疑的人特别注意留心外界和别人对自己的态度，别人脱口而出的一句话，他们很可能琢磨半天，试图发现其中的“潜台词”。这样他们便不能轻松自然地与人交往。久而久之，不仅自己心情不好，也影响到人际关系。

猜疑心重的人通常过于敏感。敏感并不一定是缺点，对事物敏感的人往往有灵气，有创造力，但如果过于敏感，特别是与人交往时过于敏感，就需要想办法加以控制了。

猜疑似一条无形的绳索，束缚了人的手脚，使人远离朋友，远离人群。为避免猜疑，交往中一要力求实事求是；二要在猜疑得到证实前，予以“冻结”，不以怀疑为基础，进行“合理推论”。做到这两点，就能从猜疑的枷锁中解脱出来。

心病还需心药医

1. 用理智力量克制冲动情绪的发生

当发现自己开始怀疑别人时，应当立即寻找产生怀疑的原因，在没有形成思维之前，引进正反两个方面的信息。现实生活中，许多猜疑戳穿了是很可笑的，但在戳穿之前，由于猜疑者的头脑被封闭性思路所主宰，会觉得他的猜疑顺理成章。此时，冷静思考显然是十分必要的。

2．进行积极的自我暗示

当自己正想猜疑和已陷入猜疑时，可暗示自己：他们这样做是为了我好，他们的行为是善意的，并无恶意，是我多虑了，我应该向他们表示感谢。

3．培养自信心

每个人都应当看到自己的长处，培养起自信心，相信自己会与周围处理好人际关系，会给别人留下良好的印象。

4．进行思维转移

当自己胡思乱想，瞎猜疑时，可转移思维去想其他美好的人和事物，这样对自己会好些。

5．及时沟通，解除疑惑

猜疑者生疑之后，冷静地思索是很重要的，但冷静思索后如果疑惑依然存在，那就该通过适当方式，同被疑者进行推心置腹的交心。若是误会，可及时消除；若是看法不同，通过谈心，各自的想法为对方所了解，也有好处；若真证实了猜疑并非无端，那么，心平气和地讨论，也有可能使事情解决在冲突之前。

6．学会使用“自我安慰法”

一个人在生活中遭到别人的非议和流言，与他人产生误会，没有什么值得大惊小怪的，不要在意别人的议论。这样不仅解脱了自己，而且还取得了一次小小的精神胜利，产生的怀疑自然就烟消云散了。

7．坚持“责己严，待人宽”的原则

猜疑心重的人，大多对自己要求不高，对别人倒多少有些苛求。如果对别人的要求不那么高，就不会把别人的言行变化看得那么严重，许多无端猜疑就从根本上失去了产生的基础。

第十四节　完美主义是一个美丽的错误

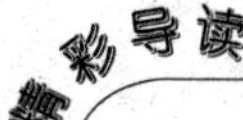

1. 什么是完美主义心理
2. 完美主义心理的表现
3. 造成完美主义的不良心态
4. 完美主义的自我心理调节

从心理学来说，“完美主义”是对完美过分的一种极端追求。那种完善自我，健康地追求完美，并且在努力达到高标准过程中体验到快乐的人不是完美主义者。心理学上所指的完美主义者是那些把个人的理想标准和道德标准都定得过高，不切合实际，而且带有明显的强迫倾向，要求自己去做不可能做到的事的那种人。

完美主义者往往不愿意接受自己或他人的弱点和不足，非常挑剔。比如，让自己保持优雅的姿态、不俗的气质、温柔的谈吐，这就是为自己定了一个过高的理想标准，而且也带有强迫的特征；会为一个自认为不优雅的姿态而紧张焦虑，这也并不是一个健康的追求完美的正常心态。

完美主义者表面上都很自负，其实内心深处却是非常自卑。比如，很少看到自己的优点，总是在关注自己的缺点，而且总是不知足，也很少肯定自己。不知足就不快乐，周围的人也一样不快乐。所以，学会欣赏别人和自己是很重要的，它是进一步实现下一个目标的基础。

在人际交往方面，为了维护自己这个完美的角色，完美主义者常常生活在一个狭小的圈子中。比如，很想可又不敢融入群体中去，怕暴露了自己的缺点。不敢表露自己的感情，不敢表达自己的观点和态度，给自己制定了太多的条条框框，以完美的标准要求自己，带给自己的却只有沉重的压力和深深的自责。对于别人的褒奖，只会感到诚惶诚恐，认为自己还差得很远。违心地满足别人的要求，委屈自己，打肿脸来充胖子。

20世纪70~80年代，在美国心理治疗界发现有这样一类求治者：他们是成功的商人、艺术家、医生、律师和社会活动家等。他们在自己的领域如鱼得水，出类拔萃，但他们的努力并未给他们带来所期待的幸福生活。

治疗家们发现他们具有这样一些共性：他们的成功既不能给他们带来成就感，也不能带来一个完整、独立的自我感受。他们寻找心理治疗以期给自己的生活带来意义，并克服空虚感。

治疗家发现这类人的自我系统处于分离状态：一方面，当他们获得成功时，他们可以体验欢欣；另一方面，在他们的内心深处却隐藏着深层的无价值感和自卑感。正是这种匮乏导致了他们将无所不能的完美主义倾向当做护身的盔甲。他们抱怨所有的成功都不能给自己带来快乐，没有人理解他们，他们也不能理解他们自己。

完美主义倾向与童年的家庭教育是密切相关。他们的父母为孩子确立的标准太高、太完美，在任何时候都是贬低他们而不加赞美。于是久而久之，这些孩子也就学会了总爱找自己的过错，认为自己不配被赞扬和被尊重，并以自我挑剔和自责为习惯，甚至产生了一种自虐的“快感”。

改变这种可怕性格的方法就是当事人重新树立评价自己的标准，改掉原来那种完美的、苛刻的、倾向于全面否定的标准，树立一种合理的、宽容的、注重自我肯定和鼓励的标准，学习多赞美自己，把过去成功的事例列在纸上，坦然愉悦地接受别人的赞扬并表示感谢。

有人问一位走红的国际女影星是否觉得自己长得完美，她说：“不，我长得并不完美。我觉得正因为长相上的某些缺陷才让观众更能接受我。”能认识到自己有种种不足并能宽容待之的人，可以说是自信的，心态也是健康的。人生并非上帝为人类设计的陷阱，好让他谴责我们的失败。人生也不是一盘棋，如果走错一步，那么步步皆错。人生其实就像踢足球，即使最伟大的球星也会在比赛中失误，我们的目标是努力发挥最佳水平，但不能要求自己脚脚都是妙传，甚至是射门得分。

可见，醉心于追求“完美”的人，其实是不完美的。因为“完美”毕竟是抽象的，只有生活才是具体的。生活中有不少“完美”并非靠追求就能得到，相反，生活中有许多遗憾是无法避免的。假如我们在心理上战胜了这些，我们的内心就会稳健许多，就会重新感受到生活的乐趣。

所以，不要以为只要自己尽心尽力去做事，一定就会达到完美。应认真思考自己到底需要什么，不要压抑自己，也不要太在乎别人的言论，要为活出自己的特色，活出自己的风格而努力。

“最完美的商品只存在于广告中，最完美的人只存在于悼词中”，完美永远是可望而不可及的。当我们不再注意自己是否完美时，或许有一天我们会惊喜地发现往日渴求的完美今天已经具备。

心病还需心药医

字典中“完美主义”是指对事物要求尽善尽美，愿意付出很大的精力去把它做到天衣无缝的地步。可见，完美主义并不完全是坏东西，对于某些人和职业甚至还是很必要的，比如音乐、美术、服装设计等。但是如果对周围的一切事物都追求尽善尽美的话，就脱离了现实，容易引发心理问题。因此，我们应坚决地和完美主义决裂。

1．对“失败”要重新认识

谁都会遇到失败，不同的只是失败的多少而已。失败并不可怕，可怕的是对失败的消极态度。“不经历风雨，怎么见彩虹。”应把失败看做是自己前进道路上宝贵的反面经验，相信这一次失败之后一定就是成功。

2．宽以待人

完美主义者是仔细周到的人，但是你要小心，不要总是指出别人的错误，让别人反感和紧张；也不要因为做事不合你的要求就牢骚满腹，尤其是对你的孩子。

3．学会接受不完美的现实

没有十全十美的人，没有十全十美的事物，这是客观事实，不要逃避，也不要苛求。

4．放松对自己的要求

为自己确定一个短期的合理的目标。目标定得太高，形同虚设，反而欲速则不达；目标定得太低，轻轻松松过关，自身的潜能受到抑制，很不利于自己水平的提高。目标定位的原则是“跳一跳，够得着”，正因为目标合理，每次总能接近或超过目标，这样下去，才能培养起成就感和自信心，在以后的学习和工作中就会取得优异的成绩。

第十五节　如何走出羞怯心理

现代社会越来越强调自我推销，越来越多的招聘启事要求应聘者“有良好的人际关系和公关能力”。社会向害羞的人提出了挑战，本来可以“对付着过”的害羞者发现非改变不可。据专家调查，全世界有40%的人自认为害羞。

害羞，人们总以为那是未成年人的心理或心理特征，随着年龄阅历的不断增长，会自然地克服它。但事实完全不是这样。

殊不知，严重的害羞，不敢与人交谈，不敢抬头看人，更不用说在众人面前讲话。在被迫与人面对面或交谈时，会出现脸红、心跳加速、喉咙发干、手心出汗、呼吸急促、胃部痉挛等症状。现代社会，青年人的交际能力愈来愈显得重要，但相当一部分青年有不同程度的羞怯导致的心理障碍，从而影响了与他人的沟通交流。如果你的情况已经达到这种程度，也就是患上了社交恐惧症，就需要向心理医生求助了。

心病还需心药医

1．让自己经常处于松弛状态

羞怯的人常常过于关心自己的表现会引起他人怎样的反应，因此心情常处于紧张状态。当你与人交往处于羞怯或紧张气氛中时，应尽量用玩笑或幽默来自我解脱。当你脸红时应尽量忘却它，不要担心别人是否会在意——其实你在别人心目中并非像你自己所想的那么窘迫，那么让他们注意。如果你能把注意力集中到你所应当注意的人或事上，你应会渐渐忘记自己的不自在。心理学家认为，松弛是克服羞怯心理的关键。

2. 树立信心

青年人在社会交往中不要总是否定自己，拿别人的长处与自己的短处比，让自卑心理左右自己。要相信自己一定能行，遇事多采取主动态度。当你勇敢地说出第一句话，勇敢地迈出第一步时，你可能感到羞怯。这时，应想到羞怯并不等于失败，胜利者比失败者往往多的是一份勇气。当你大胆尝试着与人交往时，会感到现实要比想象的简单、容易得多。

3. 改变你的肢体语言

害羞的人往往给人以孤僻、冷傲的表象特征，而实际上他们内心深感胆怯、孤独与渴望交流，但因为其表象使人们无法了解这些信息，反而回应以远离和同样的冷傲不屑，从而令害羞的人越发感到不安。改变这种状态的最简单的方法就是改变身体语言。人际交往的肢体语言中，最具魅力的是微笑。微笑是友善的表示、自信的象征。微笑可以使你摆脱窘境，可以缩短你与他人之间的感情距离，可以化解朋友间的误会，同时微笑可以减少你羞怯的感觉。

4. 学会同各种各样的人打交道，关键时刻表现自己

要训练自己与不同性格、不同气质、不同年龄的人打交道的胆量与能力。遇到聚会、联谊时要善于寻找时机与周围的人攀谈，关键时刻要勇于表现自己。如主持会议、晚会、演讲会等，让那些不了解你甚至小看你的人刮目相看。

5. 一步一步循序渐进

了解了专家的一些建议，或听取朋友关于交际的成功经验，并不能让你一夜间就能完全克服羞怯心理。事实上你内心深处仍感到害羞。但是，只要你不断和人们沟通，努力去克服羞怯心理，那么你就能拥有自信与大方的笑容。

6. 做有心人，记下你感到不安的事情

当你记下你的害怕与担心时，你会觉得这些害怕和担心不可思议，而且完全没有必要。但这却是极有效的自我心理治疗方法，并且你可以为此预先做好克服它的准备。比如你演讲时，拿讲稿的手会抖，那你不妨把讲稿夹在写字板上，这样拿在手上就可能不会抖了。再比如去面试，也许你担心交谈当中会缺乏应变能力，那么你不妨在交谈前先猜想对方将怎样提问，把要回答的话想好，甚至自言自语地进行不懈的练习。这样就能临场不惧，应付自如。

第三章

情绪的化解

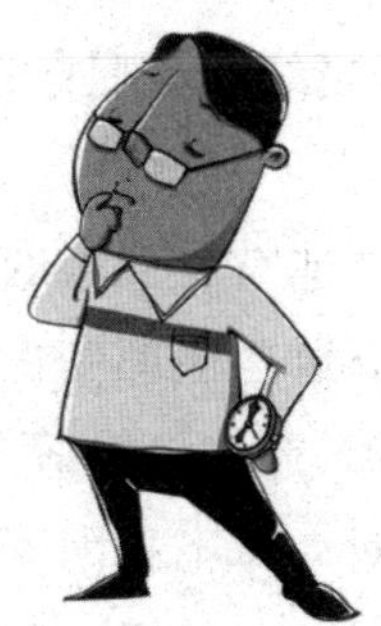

第一节 情绪与健康的密切关系

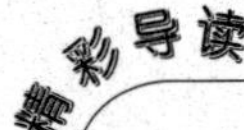
精彩导读

1. 人的情绪包括哪些内容
2. 不良情绪给健康带来的严重后果
3. 如何摆脱不良情绪

人体是一个整体，人的健康与情绪有着密切关系。人的情绪是一种心理现象。高兴、愉快、欢乐、喜悦、轻松、欣慰、悲伤、害怕、恐惧、不安、紧张、苦恼、忧郁等都属于情绪活动。情绪分为积极情绪和消极情绪两大类。积极情绪对健康有益，消极情绪会影响身心健康。

我国自古就有“喜伤心”、“怒伤肝”、“思伤脾”、“忧伤肺”、“恐伤肾”之说，可见祖国医学非常重视人的情绪与健康的关系。当人情绪变化时，往往伴随着生理变化。这些生理变化在正常的情况下具有积极的作用，可以使身体各部分积极地动员起来，以适应外界环境变化的需要。

现代医学研究发现，一切对人体不利因素的影响中，最能使人短命夭亡的就是不良的情绪。长期情绪忧郁、恐惧、悲伤、嫉妒、贪求、惊怒、激昂或紧张的人比精神状态稳定的人容易患一些不适之症，如高血压、冠心病、神经官能症、精神病、哮喘、慢性胃炎、青光眼、癌症等等，妇女还容易引起月经不调，甚至闭经。医学研究表明：70%以上的胃肠疾患与情绪变化有密切关系，心理性因素引起的头痛在各种头痛患者中占80%~90%，而不良心理因素、七情郁结、精神过度紧张或忧郁悲伤，是一种强烈的“促癌剂”。所以，摆脱不良情绪对于健康是非常重要的。

健康专家们认为：良好情绪的“医疗价值”也是无法估量的。医生们都有这样的经验：胜利者的伤口，总是要比失败者的伤口好得快；没有精神负担的病人，要比有精神负担的痊愈得快。一个人患病之后，如果充满信心，具有毫不惧怕、敢于同疾病作斗争的精神，则能加速康复，在治疗过程中，用药量小即可，或不用药而愈。反之，若意志消沉，情绪沮丧，则无力驱邪，病后缠绵不愈，或致恶化，且多产生并发症。

心病还需心药医

1．快乐是通往心灵安详的要道

乐观精神是自疗心病的无形妙药。医学家们认为，乐观、开朗、愉快、喜悦的情绪，能增强大脑皮层的功能和整个神经系统的张力，促使皮质激素与脑啡肽类物质的分泌，使肌体抗病能力大大增强，并能极大地活跃体内的免疫系统，从而有利于防病治病。这就是说，用乐观的精神取代不良情绪，对人体健康十分重要；同时也说明，除了快乐的情绪可以悦心而外，没有一种药剂是可以通心的。

2．主动摆脱不良情绪

当有什么事使你烦恼的时候，应当畅所欲言，不要闷在心里。当事情不顺利时，不妨避开一下，改变一下生活环境，这样做可能会使精神得到松弛。如果要办的事情较多，应先做最迫切的事，把全部精力投入其中，一次只做一件，把其余的事暂时搁在一边。如果你感到自我烦恼，试着帮助他人做些事情，你会发觉，这将使你的烦恼转化为振作，产生一种做了好事的愉快感。一个人的情绪，主要受精神意志控制。保持愉快稳定的情绪，要提高道德修养，要树立远大理想，保持健康的心理状态，还要学会适应外部条件的变化，自觉运用积极情绪克服消极情绪。

第二节　如何调节并保持健康情绪

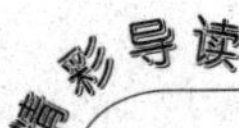

精彩导读

1. 情绪也会传染
2. 保持健康情绪需要自我心理调节
3. 美国心理卫生协会提出的建议

据最近的科研发现，恶劣情绪和细菌病毒一样具有传染性，而且传染起来很快，少则几分钟就能完成。美国洛杉矶大学医学院的心理学家加利·斯梅尔经过长期研究发现，本来心情舒畅、开朗的人，若与一个整天愁眉苦脸、抑郁难解的人相处，不久也会变得情绪沮丧起来。一个人敏感性和同情心越强，越容易感染上坏情绪，并且这种传染过程是在不知不觉中完成的。

人总是有情绪的。学会驾驭复杂多变的情绪，最好的办法就是进行自我心理调节，让正常健康的情绪主宰自己，避免不良情绪的困扰。当你处于不良情绪状态时，可以用下面的方法来调节自己的情绪。

心病还需心药医

1．放松术

心情不佳时，可通过循序渐进自上而下地放松全身，或通过自我按摩等方法使自己进入放松入静的状态，然后面带微笑，抛开面前不愉快之事不去想，而去回忆自己曾经历过得愉快事情，从而消除不良情绪。

2．制怒术

要做情绪的主人，当喜则喜，当悲则悲。在遇到令人愤怒的事情时，先想一想发怒有无道理，再想一想发怒后会有什么后果，最后想一想有没有其他方式来代替？这样想过后就会变得理智起来。

3．幽默术

幽默是避免人际冲突，缓解紧张的灵丹妙药。生活中要多笑勿愁，经常幽上一默，既可以给他人带来快乐，也可使自己心安理得，心境坦然。

4．愉悦术

努力增加积极情绪以削弱消极情绪。具体方法有三：一是多交朋友，在人际交往中感受快乐；二是多立些小目标，小目标易实现，每实现一个小目标都会带来愉悦的满足感；三是学会辩证思想，从容对待挫折与失败。

5．升华术

就是把受挫折的不良情绪引向崇高的境界。如司马迁在遭受奇耻大辱的宫刑后，把全部精力放在了著述《史记》上，终成一代史学大师。

6．行动转移

克服某些长期不良情绪的方法，也可以用新的工作、新的行动去转移负性情绪的干扰。贝多芬曾以从军来克服失恋的痛苦，不妨是一种好的选择。最大的心理之患在于患得患失；最大的精神负担莫过于名利枷锁。

7．宣泄术

遇到不如意，不愉快的事情，可以通过转移注意力去做另外一件事情，如跑步、读小说、看电影，甚至可以大哭一场，或者找朋友谈心诉说来宣泄自己不愉快的情绪。

人不可一味地追逐名利，也不可缺乏上进心和奋斗精神。养生首养心，养心淡名利。知足常乐，身心健康。长寿的秘诀是：“宠辱不惊，看庭前花开花落；去留无意，望天上云卷云舒。”一个人学会乐观，淡泊名利，保持健康情绪，命运永远掌握在自己的手中。

当价值偏执，情感固著，就会不断产生情绪，如果我们无视情绪的警示，任由其发展，并由此产生压力并长期积累到一定的时候，我们的情感机制就会变形，强迫挤出我们积累的压力，于是各种各样的心理疾病就产生了。

生活有它独特的语言，你的内心难受就是这样一种语言，它告诉你在你头脑里的思想出了问题，是它让你在难受，需要作某些检讨改变了。当你的情绪一旦离开恬静欣喜的时候，就是生活对你说话的时候。

第三节　让“紧张”慢慢“放松”

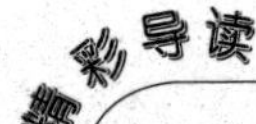
精彩导读

1. 精神紧张的不良后果
2. 消除紧张情绪的十大方法
3. 紧张情绪的自我心理调节

当今世界是一个竞争激烈、快节奏、高效率的社会。这就不可避免地给人带来许多紧张和压力，影响了人们的生活、工作和学习。精神紧张一般分为弱的、适度的和加强的三种。人们需要适度的精神紧张，因为这是人们解决问题的必要条件。但是，过度的精神紧张，却不利于问题的解决。从生理心理学的角度来看，人若长期、反复地处于超生理强度的紧张状态中，就容易造成情绪消沉、悲观厌世、自我封闭、急躁、激动、恼怒，一个人如果长时间处于这种心理状态，发展下去就会导致一系列心理疾病的发生，严重的可导致性格变态，少数人还会自杀。

众所周知，日本是一个自杀率很高的国家，这与其社会竞争过于激烈，人们经常处于高度精神紧张之中是不无关系的。因此，要克服紧张的心理，设法把自己从紧张的情绪中解脱出来。

有效消除紧张心理，从根本上来说一是要降低对自己的要求。一个人如果十分争强好胜，事事都力求完善，事事都要争先，自然就会经常感觉到时间紧迫，匆匆忙忙。而如果能够认清自己能力和精力的限制，放低对自己的要求，凡事从长远和整体考虑，不过分在乎一时一地的得失，不过分在乎别人对自己的看法和评价，自然就会使心境松弛一些。二是要学会调整节奏，有劳有逸。在日常生活中要注意调整好节奏。工作学习时要思想集中，全神贯注，玩时要玩得痛快潇洒。要保证充足的睡眠时间，适当安排一些文娱、体育活动。做到有张有弛，劳逸结合。

当一个人已经出现了紧张的情绪反应时，该怎么调适呢？对于这种情况，人们习惯上常常会劝慰当事人："别紧张！有什么大不了的！"而当事人自己也通常会这样告诫自己："别紧张！没有什么了不起的！"然而，十分不幸的是，这种办法几乎是行不通的，实际上这会使人感到更加不安。因为这是在和自己过不去，在给你制造更大的紧张。正如有句话所说的："情绪如潮，越堵越高。"因此，如何消除紧张情绪，这对于每一个人来说都是十分重要的。下面介绍一些有效消除情绪的方法：

（1）改掉乱发脾气的习惯。如果你感到想要以骂激怒你的某个人，你应该尽量克制一会，然后把它拖到明天，同时将抑制下来的精力去做一些有意义的事情。例如做一些诸如园艺、清洁、木工等工作，或者是打一场球或散步，以平息自己的怒气。

（2）谦让。如果你觉得自己经常与人争争吵吵，就要考虑，自己是否过分主观和固执。要知道，这类争争吵吵将对周围的亲人，特别对孩子的行为会带来不良的影响。你可以坚持自己正确的东西，但是静静地去做，给自己留有余地，因为你也可能是错误的。即使你是绝对正确的话，你也可按照自己的方式稍做谦让。这样做了以后，通常会发觉别人也是这样做的。

（3）畅所欲言。当有什么事烦恼你的时候，应该说出来，不要存在心里。把你的烦恼向你值得信赖的、头脑冷静的人倾诉：如你的父亲或母亲、丈夫或妻子、挚友老师、学校辅导员等等。

（4）暂时避开。当事情不顺利时，你暂时避开一下，去看看电影或一本书，或做做游戏，或去随便走走，改变环境，这一切能使你感到松弛。强使你自己"保持原来的情况，忍受下去"，无非是做自我惩罚。当你的情绪趋于镇静，而且当你和其他相关的人均处于良好的状态可以解决问题时，你再准备回来，着手解决你的问题。

（5）为他人做些事情。如果你一直感到自我烦恼，试一试为他人做些事情，你会发觉，这将使人的烦恼转化为精力，而且使你产生一种做了好事的愉快感。

(6) 给别人可以超前的机会。当人们处于激动而紧张的情况时，他们总是想“取胜得第一”，而把别人的劝告抛开，尽管事情小得像在公路上驾车超前一样。如果我们都如此想——而且大多数人都如此做——那么，任何事情都变成了一场赛跑。其实，用不着这样去做。竞争有感染性。你给别人可以超前的机会，不会妨碍自己的前途；如果别人不再感到你对他是个阻碍，他也不会对你产成阻碍。

(7) 使自己变得“有用”。很多人有这样的感觉：认为自己“被忽视”，被人看不起，被抛在一边。实际上这不过是自己的想象，别人正渴望你首先做出表现。可能是自己而不是别人看不起你。你不要退缩，不要避开，而应该继续把自己变成得有用——你要做出一些主动表示，而不要等到别人向你提出要求。

(8) 一次只做一件事。在紧张状态下的人，连正常的工作量有时都担当不起。工作量显得是如此繁重，去做其中的任何一部分都是痛苦的——即使非常需要去做的事情亦是如此。最可靠的办法是，先做最迫切的事，把全部精力都投入其中，一次只能做一件，把其余的事暂且搁到一边。一旦你做好了，你会发现事情根本不那么可怕。你做了这些事以后，其余的事做起来容易得多了。

(9) 避开“超人”的冲动。有些人对自己的期望太大，经常处在担心和忧郁的情况下，因为他们害怕达不到目标，他们对任何事物都要求尽善尽美，这种想法虽然极好，可是，容易走向失败的道路。没有一个人是能把所有的事都做得完美无缺的。首先要判断哪些事你做得成，然后把主要精力投入其中，尽你最大的努力和能力去做。做不到时，则不要勉为其难。

(10) 对人的批评要从宽。有些人对别人期望太高，当别人达不到他们的期望时，便感到灰心、失望。“别人”可能是妻子、丈夫，或是他们要按照主观愿望培养的孩子。对自己亲戚的短处感到失望的人，实际上是对他们自己感到失望。不要去苛求别人的行为，而应发现其优点，并协助把优点发扬。这不仅使你获得满足，而且使你对自己的看法更趋正确。

心病还需心药医

1. 坦然面对和接受自己的紧张

你应该想到自己的紧张是正常的，很多人在某种情境下可能比你更紧张。不要与这种不安的情绪对抗，而是体验它、接受它。要训练自己像局外人一样观察你害怕的心理，注意不要陷入到里边去，不要让这种情绪完全控制住你："如果我感到紧张，那我确实就是紧张，但是我不能因为紧张而无所作为。"此刻你甚至可以选择和你的紧张心理对话，问自己为什么这样紧张，自己所担心的可能最坏的结果是怎样的，这样你就做到了正视并接受这种紧张的情绪，坦然从容地应对，有条不紊地做自己该做的事情。

2. 做一些放松身心的活动

（1）深呼吸，慢慢吸气然后慢慢呼出，每当呼出的时候在心中默念"放松"。

（2）将注意力集中到一些日常物品上。比如，看着一朵花、一点黄光或任何一件柔和美好的东西，细心观察它的细微之处；点燃一些香料，微微吸它散发的芳香。

（3）闭上眼睛，着意去想象一些恬静美好的景物，如蓝色的海水，金黄色的沙滩、朵朵白云、高山流水等。

（4）做一些与当前具体事项无关的自己比较喜爱的活动。比如听音乐等。

（5）选择一个空气清新，四周安静，光线柔和，不受打扰，可活动自如的地方，取一个自我感觉比较舒适的姿势，站、坐或躺下。

（6）活动一下身体的一些大关节和肌肉，做的时候速度要均匀缓慢，动作不需要有一定的格式，只要感到关节放开，肌肉松弛就行了。

第四节　让悲观远离你的生活

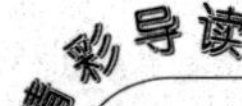

精彩导读

1. 悲观情绪的消极作用
2. 乐观生活的积极作用
3. 悲观情绪的自我心理调节

大多数时候，我们在做一件事情时失败了，并不是因为自身的能力不行，或者是客观条件不具备，而是因为遇到一点小困难时，就产生了悲观消极的心理，对成功彻底失去了应有的信心。相反，那些乐观积极的人，即使在前进的路上遇到一些挫折或困难，但他们也总能想方设法去克服，大有一股不达到目的誓不罢休的劲头。

“两个人从监狱的铁窗往外看，一个人看见烂泥，一个人看见星星。”他们之所以留心的是两种完全不同的事物，主要是因为他们的人生观不同。一位到沙漠的军营里去探望丈夫的军人妻子无法忍受军营枯燥乏味的生活，她父亲曾写给她以上这两句话，她的生活因之改观。这主要是由于它道出了一个人生真理：所有的人特别是处于困境中的人，都应该对生活充满信心，积极而乐观地面对生活。乐观是对自身生活能力的自信，它能使人在挫折面前奋勇开拓，踏步向前。而悲观则是一种消极避世的人生观，它使人们沉湎于旧日的失意，迷失在痛苦的回忆中而不能自拔，它使人们在挫折面前一蹶不振，无法面对未来的再次考验。

我们要始终相信生活是美好的，虽然也不免有一些伤心和痛苦，但这些都是生活的本色，我们要勇敢而乐观地面对它。海伦·凯特虽然又聋又瞎，但她却说："我发现生命是这样美好。"身处困境的她看到了生活的美好，感悟到了生命的价值和真谛。乐观赋予她生活的勇气，使她以不屈的意志和勃然的生机战胜了厄运。我们所熟悉的大作曲家贝多芬，他即有对和平生活向往的《田园》，又有勇往直前的《英雄》，还有向生活，困难挑战的《命运》。他的作品正反映出了他的不幸和对生活的态度。面对失明，失聪，他没有退缩，没有悲观，生活的馈赠激发了他的自强意志，生活的磨难化成了他作品的源泉和灵魂，音乐塑造了一个伟大、乐观、不屈的生命。戈壁滩上的胡杨树活着三百年不死，死了三百年不倒，倒了三百年不朽。飞沙走石中守住了生命的鲜活，孤苦凄然中昂起了信念的不屈。正是胡杨的这种勃然生机使戈壁中的它挺拔出了撼人的大气。大气的人，顶天立地；大气的人生，会像北极星一样璀璨永恒。面对生活，面对困难，我们也应以乐观的态度直视它。

有积极乐观，当然也有消极悲观，那些整天愁眉苦脸，看什么都不顺眼，甚至要寻死觅活的人就是如此。遇到一点困难，生活有挫折，就说命运对他们不公，就自毁自灭，甚至于堕落，这种例子已有不少。古时有寻世外桃源的，有隐居山林的，有"看破红尘"出家的等等。而今，已无法脱离社会的这类人，就甘愿沉沦，随遇而安，不求进取。这些人是生活的弱者，是懦夫。他们不敢吃苦，贪图安逸，总是幻想着一切都是美好的，他们也只能生活在幻想中。

尼采曾说："受苦的人，没有悲观的权利；失火时，没有怕黑的权利；战场上，只有不怕死的战士才能取得胜利；也只有受苦而不悲观的人，才能克服困难，脱离困境。"

赫尔岑说："会在快乐时微笑，也要学会在困难中微笑。"因为笑就是春天的阳光，它能消除人们脸上的气色。

人的心理活动，可以说没有一刻的平静，忽而兴奋、欢乐，忽而沮丧、消极。情绪乐观的人也有不幸与烦恼，但善于排遣解脱。也有的人大部分的生活被消极情绪占领，或哀叹嗟悔、灰心丧气，或牢骚满腹、怨天尤人，而不善于解脱排遣。要摆脱这种悲观情绪，需要个人进行心理的积极调适。

心病还需心药医

1．不当欲望蠢人

乐观的人常常自我感觉良好，对失败有点可贵的“马大哈”精神。而悲观的人经常焦虑不安，后悔本应做得更好的事未能做好，对别人获得的每一个成就、荣誉都想无条件地取得，这种人最后总是既有无穷的欲望又有无穷的懊悔。

2．不要制造人际隔阂

别人在背后说自己的坏话，或者轻视、怠慢自己，想想不是滋味，于是以眼还眼，以牙还牙。结果你又多了一个人际屏障。那当然也使你整日诚惶诚恐，不知他人在背后又要搞什么。

正确的方法是：净化自己的诚意，不回避对方，拿出豁达的气量，主动表示友好。这样做，使你找到最利于个人情绪健康的方式。

3．别盯住消极面

你可能对多少次受到别人的“抢白”和不公正的待遇记得很牢，或你总是对自己说：“我真倒霉，总被人家曲解、欺负。”那你当然没有一刻的轻松愉快。如果你把注意力盯在与别人友善、和好的事物上，并常常告诉自己，误解、敌视毕竟是次要的，并把愉快、向上的事串联起来，由一件想到另一件，你就可以逐步排遣自怨自弃或怨天尤人的情绪。

4．不要过于挑剔

大凡乐观的人往往是“憨厚”的人，而愁容满面的人，又总是那些不够宽容的人。他们看不惯社会上的一切，希望人世间的一切都符合自己的理想模式，这才感到顺心。挑剔的人常给自己戴上是非分明的桂冠，其实是在消极地干涉他人的人格。怨恨、挑剔、干涉是心理软弱、“老化”的表现。

5．学会躲避挫折

遇到情绪扭不过来的时候，不妨暂时回避一下。打破静态体验，用动态活动转换情性只要一曲音乐，会将你带到梦想的世界。如果你能跟随欢乐的歌曲哼起来，手脚拍打起来，无疑，你的心灵会与音乐融化在纯净之中。同样，看场电影，散散步，和孩子玩玩都能把你带到另一个情绪世界。

6. 偶尔也要屈服

如果你出了工伤，只能依靠轮椅行动，那对你无疑是重大的打击。而残疾的身体，往往使人变得浮躁、悲观。但是，浮躁、悲观是无济于事的。你不如冷静地承认发生的一切，放弃生活中已成为你负担的东西，终止不能取得的活动希望，并重新设计新的生活。大丈夫能屈能伸，只要不是原则问题，不必过分固执。

第五节　切记：急火攻心

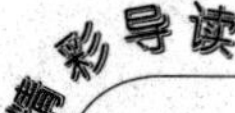

1. 急躁情绪产生的原因
2. 急躁情绪带来的不良影响
3. 急躁情绪如何进行自我心理调节

急躁情绪的产生与气质类型有关，还与个人后天生活环境有关，即受社会生活条件影响而造成的。例如，在家排行老大的人易急躁，因为父母总对他们的要求过于严格，什么事都要快、要好，要给弟妹做出榜样，久而久之形成了急躁的性格。急躁关键在于自己的心理知识，急躁者充满胜利的理想和进取心，试图超越所有认识的人，因而努力克服困难，工作勤奋，总觉得时间非常紧迫，所以惜时守时，表现出急躁。这类人往往智力较高，能力较强，成绩较好。有时，急躁也与人们对生活、工作或学习的日程安排有关。

一般来说，有些做事缺乏计划性和计划性过强的人容易产生急躁。做事缺乏计划性的人，东一榔头，西一棒槌，什么也没少做，什么都没做好，势必导致手忙脚乱，着急上火；计划性过强的人，做起事来十分机械，总有一种过分的紧迫感，一旦前一个计划没有及时完成，马上就会焦急起来，这样势必影响下一个计划的执行，导致匆匆忙忙，急躁不安。

急躁情绪的弊端是显而易见的，现在工作或生活的节奏不断加快，容易给人们带来极大的精神压力，会使人心神不宁，经常在惴惴不安中生活；急躁会打乱人的生活、学习、工作的正常秩序，并常常会造成忙中出错、虎头蛇尾和不了了之等不良结果。急躁的人容易发怒，因而既影响了人际关系，又影响了自己的身心健康。由于急于求成，常伴有情绪紊乱，打破了和谐与平静的心态。据研究，急躁性格容易导致冠心病、高血压等病症，给身心健康造成了很大的影响。

因此，容易急躁的人，应具有持久不懈地克服急躁情绪的精神准备，从点滴入手，培养心境的宁静和稳定，建立一套新的行为规则，督促自己过有秩序的生活，进行有秩序的工作，培养行为的计划性、条理性，使生活充满节奏感。控制急躁也并不是一朝一夕的事，有一个过程才能收到效果。因此，控制急躁需要下决心，要有意志力才行，否则不能取得效果，要学会控制急躁情绪。

心病还需心药医

1．办事前做到自我暗示

当急躁情绪已经产生时，及时进行心理上的自我放松，办事前心中可以默念“沉着，沉着”、“冷静，冷静”。在暗示下，慢开口后动手，使冲动和急躁的心情平静下来，再从容不迫地进行工作。这样就会取得明显效果。

2．预期时间法

确立合理的、适度的预期时间。有的人没有达到预期目标就急躁起来，看到收效不明显就发急。这些都是预期时间不恰当的缘故。而这些急躁情绪又都会妨碍人们做持续努力，最终会影响目标的实现。那种企图通过“短促突击”就能立见成效、一鸣惊人的想法是很不现实的。

3．做事始终如一

急躁者做事千万不要虎头蛇尾，故在行动时，不但要有良好的开头，还要有满意的结尾。因此，保持善始善终也是克服急躁的重要环节。

4．加强素质训练

急躁往往和个性密切联系在一起，并形成了习惯性。为了克服急躁，可以通过下棋、书画、做小手工艺品等方法、磨炼自己的耐性和柔韧的劲头，久而久之会自然地养成不急躁的好习性。

5. 遇事学会冷静，加强计划性

一是在重大行动前耐心地做好周密准备，以便心情平静地工作；二是时刻保持清醒；三是对不利情况冷静分析，采取恰当的对策，改变和消除不利情境，切忌快刀斩乱麻，不顾一切蛮干一通，把事情办得更糟。客观冷静地分析自己的情绪，不要由着性子乱说乱动。慢慢就会养成稳重的习惯。

第六节　学会驾驭自己的愤怒情绪

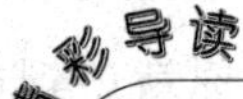

1. 是什么引起了你的愤怒
2. 怎样疏导、控制心中的愤怒情绪
3. 愤怒情绪如何进行自我心理调节

现实生活中，有的人很容易发怒，周围的人都只知道此人脾气大，却很少想到此人很可能是患了一种疾病。中医将容易发怒称为“善怒”，是指无故性情急躁、易于发怒、不能自制的症状，又称“喜怒”、“易怒”，应属于疾病的范畴。

现代社会人们的精神日益紧张，心理负荷不断增加，人们变得脆弱易怒。从心理学角度看，愤怒是一种情绪，不同的人会有不同的表现方式。有些人易激动，遇到不顺心的事一触即发；有的人会把愤怒压在心底；也有的人此处受气，别处发泄；还有的人自己错了却冲他人发火。这些都不是处理愤怒的好方法。因为人在愤怒时，意志力会变得薄弱，判断力、理解力都会降低，理智和自制力也容易丧失，会在情绪十分冲动的情况下，做出一些不适当的决定以及行动。

但是，引起愤怒的直接“元凶”却不是事件本身。有心理学家认为，人的情绪不是由于某一件事情直接引起的，而是因为经受了这一事件的人对事件的不正确的认识和评价，形成了某种信念，在这种信念的支配下，导致了负面情绪的出现。著名心理医生卡尔 · 孟宁格说，态度比事实要重要得多。

当你爆发愤怒的情绪时，无论什么原因，不但会使你的肾上腺分泌急速上升，更正要的是，你根本得不到任何益处。用怒气恐吓你的朋友或对手绝不是交流的最好方式。通过控制你进攻的情绪，你不但赢得自爱而且可以提高你的说服力。这样无论你是在同事、朋友还是陌生人面前，你都会知道采取平和态度而不是轻易发火的重要性。这是情绪智商的一个基本原则。

你的愤怒情绪爆发之后，可能你会感觉舒服一些，但是这不应成为生活中的习惯，除非你想和你的朋友们对立起来。所以当我们被烦恼、愤怒、绝望等负面情绪包围时，不仅要从事物本身找原因，更重要的是及时检查自己的态度，看看你是否在用消极的态度评价所发生的事情。

其实，使怒气徘徊不去的正是你自己的消极思维方式。一旦你意识到愤怒的情绪是源于自己考虑事情的方式，你就能负担得起控制情绪的责任。要知道愤怒心理可引起血压升高，这是正常的生理现象。只要把愤怒的情绪发泄出来，情绪松弛了，血压也就跟着降了下来。如果愤怒的情绪受到压抑，不能自由地发泄出来，情绪上的紧张就不能得以松弛，血压也就一直保持在较高的水平。所以我们需要适当地疏导、宣泄心中的愤怒情绪，而不是积累压抑，长时间压抑对身体健康极为不利。

所以，心理专家建议：①生活中要学会观察周围那些精神愉快的人，你不难发现，他们最为明显的特点是善意的幽默感。让别人开怀大笑，在笑声中品味五彩缤纷的现实生活是消除愤怒的最佳方法；②努力学会幽默。幽默可以让人觉得生活醇香扑鼻，它是语言的调味品。幽默会使你和其他人都得到生活中最珍贵的礼物——笑。笑声会使你的生活充满阳光；③如果你依然不肯抛弃留存心中的愤怒火种，那么你应以不造成损害的方式来发泄愤怒。以一种更为健康的情感来取代使你产生愤怒的情绪。你很可能会继续厌烦、生气或是失望，但至少你可以消除那种不利精神健康的有害情感——愤怒。

心理专家认为，人们的愤怒情绪大多数是由于沟通不畅造成的。许多时候我们觉得跟与我们直接产生矛盾的人沟通有困难，于是就不再沟通，而采取别的渠道泄愤。但真正成熟和有勇气的做法，是在产生愤怒的地方解决愤怒。比如与上级之间的冲突，与丈夫或者妻子之间的冲突，要尽量找机会心平气和地表达自己的意见。这样尝试后，我们会发现，其实许多愤怒是沟通不畅导致的。

心理专家说，愤怒就像是压力锅中的蒸汽，发散不出来就会不停地郁积，直至爆炸。因此，消除愤怒、缓解压抑情绪是对身心健康十分重要的事情。一般情况下，让愤怒情绪发泄出来是较为有效的方法，而最可取的是“降温法”。

愤怒犹如火山爆发。愤怒的人会变得毫无宽恕能力，甚至不可理喻，思想尽是围绕着报复打转，根本不去想会有什么后果。自己的愤怒不仅使家人、朋友和同事远离你，同时也使自己陷入进退两难的境地。让愤怒之火自行消灭，关键还在于自己进行自我心理调节。

心病还需心药医

1．用暗示、转移注意法

使自己生气的事，一般都是触动了自己的尊严或切身利益，很难一下子冷静下来，所以当你察觉到自己的情绪非常激动，眼看控制不住时，可以及时采取暗示、转移注意力等方法自我放松，鼓励自己克制冲动。言语暗示如“不要做冲动的牺牲品”，“过一会儿再来应付这件事，没什么大不了的”等，或转而去做一些简单的事情，或去一个安静平和的环境，这些都很有效。

人的情绪往往只需要几秒钟、几分钟就可以平息下来。但如果不良情绪不能及时转移，就会更加强烈。比如，忧愁者越是往忧愁方面想，就越感到自己有许多值得忧虑的理由；发怒者越是想着发怒的事情，就越感到自己发怒完全应该。根据现代生理学的研究，人在遇到不满、恼怒、伤心的事情时，会将不愉快的信息传入大脑，逐渐形成神经系统的暂时性联系，形成一个优势中心，而且越想越巩固，日益加重；如果马上转移，想想高兴的事，向大脑传送愉快的信息，争取建立愉快的信息中心，就会有效地抵御、避免不良情绪。

2．压抑怒火

这是给自己创造思考的时间。但愤怒情绪是不能压抑的，必须疏导、让怒火慢慢并有节制地释放。

3. 采取一些积极有效的措施来控制自己冲动的情绪

首先，调动理智控制自己的情绪，使自己冷静下来。在遇到较强的情绪刺激时应强迫自己冷静下来，迅速分析一下事情的前因后果，再采取表达情绪或消除冲动的“缓兵之计”，尽量使自己不陷入冲动鲁莽、简单轻率的被动局面。比如，当你被别人无聊地讽刺、嘲笑时，如果你顿显暴怒，反唇相讥，则很可能引起双方争执不下，怒火越烧越旺，自然于事无补。但如果此时你能提醒自己冷静一下，采取理智的对策，如用沉默为武器以示抗议，或只用寥寥数语正面表达自己受到伤害，指责对方无聊，对方反而会感到尴尬。

4. 深呼吸

这是让心情平静下来的行之有效的方法，可舒缓冲动情绪。还有一些办法来帮助我们处理自己和别人的愤怒：先意识到自己在生气，然后考虑对方，意识到对方也有生气的权利；此后，察觉自己的感觉，是害怕、愤怒还是自责？很多时候，我们是在用愤怒掩盖很多感觉，识别了这些感觉，才会更有效地处理问题；要控制自己不跟着自己的情绪走，也不跟着对方的情绪走；必要的时候暂时离开，好好冷静一下，走之前告诉对方自己会再回来，冷静后往往会对问题有新的看法，处理问题的方法也会理智得多。

5. 宣泄

当然，在不伤害别人的情况下，你可以通过做某件事情，适当地发泄积在心中的怒气。

6. 独处

这样你的坏情绪影响不到别人，也能让怒火冷却下来。

7. 给自己深思的时间

情绪愤怒时要求自己首先要有一定的时间思考，并从多方面、多角度进行思考。

总之，在情绪愤怒的情况下，一定要多角度、全面地考虑问题，这样才能有效地进行自我心理调节，理智地处理所面临的问题。

第七节　沮丧抑郁时不可决断大事

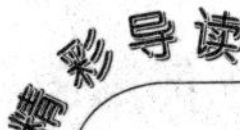

1. 沮丧的原因
2. 沮丧情绪产生的影响
3. 怎样调节沮丧情绪

人在感到沮丧的时候，千万不要着手解决重要的问题，也不要对影响自己一生的大事做什么决断，因为那种沮丧的心情会使你的决策陷入歧途。一个人在精神上受了极大的挫折或感到沮丧时，需要暂时的安慰。在这个时候，他往往无心思考其他任何问题。当女人受到了极大的痛苦后，她竟会决定去嫁给自己并不真心爱着的男子，这就是一个很好的例子。男人有时竟然会因为事业遭受暂时的挫折而宣告破产，但实际上只要他们继续努力下去，是完全可以克服困难，战胜挫折，最终获得成功的。

有很多人在感受着深度的刺激和痛苦时，他们竟会想到自杀。虽然他们明明知道，所受的痛苦是暂时的，以后必然能从中解脱出来。因此，当人们的身体或心灵受着极大痛苦时，他们往往就失掉了正确的见解，也不会做出正确的判断。在希望彻底断绝、精神极度沮丧的时候，要做一个乐观者，仍然能够善用理智。这虽是一件很难的事情，但就是在这样的环境里，才能真正地显示我们究竟是怎样的人。那么，在什么时候最能显示出一个人究竟是否有真实的才干呢?

当一个人事业不如意，朋友们都劝他放弃这项工作，说他在做着注定无法成功的事情时，说他是多么的愚蠢时，而他仍然抱着坚毅的精神，努力地工作着，这才最能显出他的真实才干来。他人都已放弃了，自己还是坚持；他人都已后退了，自己还是向前；眼前没有光明、希望，自己还是不懈努力——这种精神，才是一切伟大人物能够成功的因素。

在日常生活中，我们常可以听见一些上了年龄的人说这样的话：“倘使我一开始就努力，即便遇到挫折，但仍旧照着我的志向去做，恐怕已经颇有成就了。”许多人都是在壮志未酬和悔恨中度过自己的晚年。这种悔不当初的懊丧都是由于他们年轻的时候立志不坚，一受挫折便终止了自己的努力。

不管前途是怎样地黑暗、心中是怎样地愁闷，你总要等待忧郁过去之后，再决定你在重大事件上的步骤与做法。对于一些需要解决的重要问题，必须要有最清醒的头脑和最佳的判断力。在悲观的时候，千万不要解决有关自己一生转折的问题，这种重要的问题总要在身心最快乐、最得意的时候去决断。

在脑中一片混乱、深感绝望的时候，乃是一个人最危险的时候，因为在这时人最易做出糊涂的判断、糟糕的计划。如果有什么事情要计划、要决断，一定要等头脑清醒、心神镇静的时候。

在恐慌或失望的时候，人就不会有精辟的见解，就不会有正确的判断力。因为健全的判断，基于健全的思想；而健全的思想，又基于清楚的头脑、愉快的心情。因此，忧虑、沮丧时千万不要做出决断。所以，一定要等到自己头脑清醒、思想健康的时候，再来计划一切。人在感到沮丧的时候，精神便会分散，无法集中起来。态度上的镇静、精神上的乐观和心智上的理性是消除沮丧、进行健全思考的前提。

心病还需心药医

1．找出沮丧的根源

如经济问题、家庭问题……，然后冷静下来仔细想想怎样解决。

2．改变思想

要以积极的心态看问题。

3. 肯定自己的价值

要相信并承认自己。

4. 寻求协助辅导脱离思想上的束缚，主动寻求协助或是自己看书。

5. 参与支持团体

倾心吞意已能医治大半，去“帮助别人”更是走出低谷的好方法。

第八节　现在流行心理美容

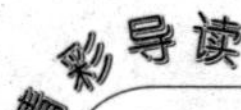

1. 情绪对职业女性的影响
2. 职业女性如何保持良好的心态

职业女性爱打扮，只是一旦离开个人生活的天地，纷至沓来的种种不如意事很快就使其心烦意乱。由打扮而带来的自信心也随之丧失。这是因为，情绪不良会损及人的身心健康，更损害人的容貌。这里，就涉及当今流行的一种新的美容观点：单纯的外表美容仅是舍本求末的做法，科学的美容法，应从追求整体美、自然美和健康美入手，情绪调整是美容的要素之一。

现代医学研究表明，人的精神状态的好坏与皮肤休戚相关，并有其物质基础。皮肤的色泽取决于表皮黑色素的含量、分布以及皮下血管收缩与扩张的程度，而这些因素无不受控于神经——体液——内分泌系统的调节，其中情绪则起着“总导演”的作用。

“畏老老相追，忧病病弥缚。不畏亦不忧，除才祛病药。”这首古诗道出了心理养生的真谛。古代没有如此众多的化妆品，但古代女子的皮肤丝毫不比现代人差，否则便没有“冰肌玉骨”、“肤如凝脂”、“面若桃花”这些成语了。这与古代的那种悠闲、从容的生活不无关系。我认识的几位朋友，性情温和、淡泊，皆皮肤姣好，其中一人已四十有二，仍似大学学生。问其奥秘，答曰：“性情淡泊也。”最近报载赵雅芝，虽有二子，但青春依旧。究其奥妙，亦是性情平和、恬淡之故。精神、心境还可直接影响一个人的气质、仪态。但在现代生活中，要保持平和、恬淡、安详的心态，没有修身养性的功夫，恐怕大多数人是不易做到的。

奉劝爱美的职业女性朋友，现在正在流行心理美容，请注意调节你的情绪，这是不用花钱的最好化妆品。

心病还需心药医

意念美容法：每晚于临睡之前盘腿端坐于床上，深呼吸三次，然后全身放松，自然呼吸。意念想象自己置身于一湾清澈的湖水旁，湖畔绿草如茵，头顶明月当空。恍恍惚惚置身于这个仙境中，想象自己的皮肤如月亮般皎洁，清澈的湖水滋养着皮肤。面部有雀斑者，可想象雀斑点点消退，皮肤变得光滑、细嫩。每次一刻钟左右，约二周即可见效。

第四章

扔掉你的不良嗜好与怪癖

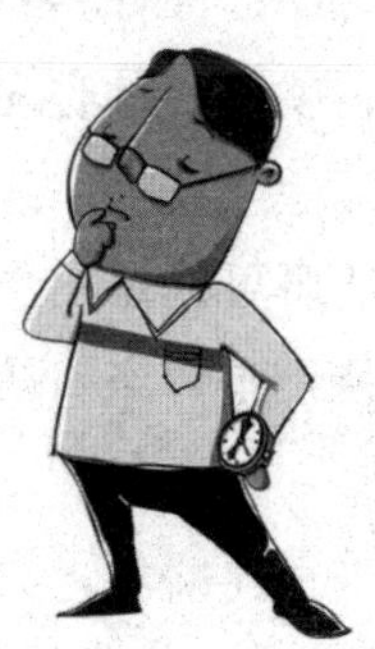

第一节　请你不要“太干净”

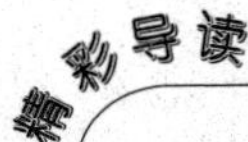

精彩导读

1. 洁癖产生的心理原因
2. 正确认识洁癖
3. 洁癖导致的不良后果
4. 洁癖的心理治疗

爱清洁，本是一种良好的品格，因此名人们有“清洁仅次于圣洁”之说。但是，爱清洁爱得太过分，就是一种心理疾患了。心理医生们将爱清洁爱得太过分称之为“洁癖”。

之所以产生洁癖，首先，洁癖可能是由生活经历，即出身和家庭环境而产生的癖，有些洁癖者的父母特别是母亲，往往就是一个洁癖者，他们对子女的洁净有一种超乎寻常的要求。

其次，洁癖可能反映了一种自卑心理。有些洁癖者由于某种原因感到很自卑，因而他们很担心自己因不整洁而被人看不起。

最后，洁癖可能是一种代偿行为。所谓代偿行为，就是人在某种心理欲望得不到满足时，通过它来获得替代满足的一种方式。有一点对乱的宽容，这样才能保证自己心态与生活的稳定与正常。

中国历史上最著名的洁癖之士要首推明初大画家倪云林。他爱洁成癖，连自己的文房四宝——笔、墨、纸、砚都有两个佣人专门负责经营，随时擦洗。院里的梧桐树，也要命人每日早晚挑水揩洗干净。一日，他的一位好朋友来访，夜宿家中。因怕朋友不干净，一夜之间，竟亲起视察三四次。忽听朋友咳嗽一声，于是担心得一宿未眠。及至天亮，便命佣人寻找朋友吐的痰在哪里。佣人找遍每个角落也没见到痰的痕迹，又怕挨骂，只好找了一片树叶，稍微有点脏的痕迹，送到他面前，说就在这里。他斜睨了一眼，便厌恶地闭上眼睛，捂住鼻子，叫佣人送到三里外丢掉。

此君堪称洁癖之登峰造极者。洁癖的做法好像是很卫生，但却感受不到幸福，只感到紧张和痛苦，觉得活得特别累，没有时间去享受生活。其实过分的洁癖会导致人的免疫功能的减退，影响健康。人适度地接触病菌，反而会产生抵抗力。假如，有两个人去一个有病菌的场所，一个是洁癖，特别爱干净，一个不是洁癖，谁更容易感染病菌？是“洁癖”。因为后者身上的一些病菌使他体内产生抗体，会和外来病菌进行战斗，而“洁癖”没有任何防备，病菌可以长驱直入。进人成年以后，接触的社会面很广，如果还把自己搞的过分干净，反而容易生病。在心理咨询门诊，就有许多有“洁癖”的人同时还易患口腔溃疡、腹泻、感冒、咽炎等疾病，这就是因为太爱干净的缘故。

洁癖导致的还不只是健康方面的问题。有一对夫妇结婚三年不孕，去医院检查，一切正常。不孕的原因竟是因为妻子一直固执地认为性是污秽的，把洁癖带到了性生活中了。

以上还只是一些显性的洁癖，还有更多隐性的洁癖，即心理性洁癖。如中国男人根深蒂固的“处女情结”，就是一种自私而霸道的贞操洁癖。唯美主义的爱情也是一种洁癖。容不得一丝一毫的杂质。殊不知，纯而又纯的爱情恰是最没有免疫力、短命的爱情。

社会关系中也存在洁癖。如某些所谓出身名门的贵族瞧不起普通平民；城里人看不起乡下人；某些大城市的人看不起外地人；白人看不起黑人；基督徒看不起异教徒……以为自己很高贵，其实是非常浅薄而可笑的。

那些从小到大在父母过分的呵护下长大的孩子，以及那些在人际交往中自命清高的人，对社会的免疫能力是最差的。

心病还需心药医

1．认知疗法

洁癖所带来的危害超过益处。细菌是人类生活环境的必要组成部分，日常接触到的众多细菌对我们的生活与健康是有益的。如果不加选择地灭菌，就可能给那些抵抗力、适应性、侵袭力强的有害病菌开绿灯，破坏人体内及自然环境的微生物平衡，以致有害的超级细菌大量生存和繁殖。在心理咨询门诊，就有许多有洁癖的人同时还易患口腔溃疡、腹泻、感冒、咽炎等疾病。

2．满灌疗法

自己坐于房间内，请其好友或亲属当助手。全身放松，轻闭双眼，然后让助手在自己手上涂各种液体，如清水、墨水、米汤、油、染料等。在涂时，应尽量放松，而助手则尽力用言语形容手已很脏了。你要尽量忍耐，直到不能忍耐时睁开眼睛看到底有多脏为止。助手在涂液体时应随机使用透明液体和不透明液体并随机使用清水和其他液体。这样，当你一睁开眼时，会出现手并不脏，起码没有想象的那么脏的情况，这对患者的思想是一个冲击，说明“脏”往往更多来自于自己的意念，与实际情况并不相符。而当你发现手确实很脏时，洗手的冲动会大大增强，这时候，治疗助手一定要禁止他洗手，这是治疗的关键。你会感到很痛苦，但要努力坚持住，助手在一旁应积极给予鼓励。

在这一关键时刻，助手的示范作用很大。助手可在自己手上也涂上液体，甚至更多更脏，并大声说出内心感受。由于二人有了相同的经历，在情感上就能得到沟通，对脏东西的认识也能逐渐靠拢。这时，你要仔细体会焦虑的逐步消退感。

满灌疗法在刚开始时把人推向焦虑的顶峰，但随着练习次数的增加，焦虑会逐渐下降，强迫行为也会慢慢消退。

3．系统脱敏法

请把自己害怕的东西和场景、经常做的事情，从轻度到重度写出来，然后每天从最容易的事情入手控制自己的行为，如逐渐地减少洗手的次数和时间。

第二节　不要拿购物当“心药”

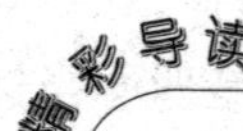

1. 何为购物狂
2. 购物癖产生的心理原因及分析对策
3. 如何解决你的购物癖

心情不好你会去做什么？也许男士会说，一根接一根地吸烟，然后大口地喝酒，来个一醉方休；女士则会说，疯狂购物或者是海吃一顿，把一切都消灭在食物里。但是如果你的购物欲望超过你的经济能力或是购物已经超出了适当性，且每次购物后都为自己的行为后悔，多次的反复，这样你就是“购物狂”了。这是一种心理偏差，是不正确的宣泄途径，应该进行适当调整。

最近一次关于国内消费的调查结果显示，在极端情绪下消费的女性高达46.1%。而早在三年前，美国加利福尼亚州立大学在一次类似的调查中也发现了相同的问题，在该次调查中还指出，男性情绪化消费的比例也达到了17.4%。调查显示，购物狂多数是女性，这与各国的文化传统普遍接受女性购物较多有关。

心理学家发现，有必要在那些为了自娱自乐而反复购买某种物品的购物者与那些已经购物成癖的人群之间划出界线，对于后者必须进行心理治疗。

典型性的购物癖患者至少每个星期都会进行一次疯狂的大采购，他们好像受到了强制一样，去买一些根本用不着的东西，事后感到非常后悔。另外，这些人由于并不十分富有，所以经常会陷入财政困境。

心理学家分析说，这些人往往生活中有自卑感，希望通过购物来发泄某种压抑的情绪，或是用这些外在的物质刺激来填补内心的空虚，结果是，“他们只是在买东西的过程当中感到快乐，而物品一旦到手就失去了吸引他们的魅力。”

在这一消费群体看来，无论是什么样的事情，“去大肆采购一番，然后想尽办法把钱花光，心情也就好了。”似乎在不如意的时候，购物和大把地花钱是他们用来缓解压力、平衡情绪和宣泄无奈的最佳方式。

1. 为平衡情绪买单

朱某是某科研院所里德高望重的人物，这次老所长退休，他是理所当然的接班人。他每天都急切地等待这个好消息，但是，新所长却是从其他的单位调来的，朱某的希望一下子破灭了，十分懊恼，想找朋友谈谈，又觉得说不出口，很丢人。当他无目的地在路上走的时候，正巧路过一家商场，就顺路走了进去。在商场中，服务员热情地介绍了他要看的东西，当他买下的时候，还夸朱某有眼光，有品位。这样，朱某把兜里的现金花光后，又接着刷卡，卡透支后，才拿着东西兴冲冲地回家了。到家后，他看自己买的东西很多是没用的，又想到妻子回家后的一顿唠叨，心情更加郁闷。

分析：“不想当将军的士兵不是好士兵”，但当不了将军的士兵，也不见得就不是个好士兵。有进取心是值得表扬的，但对一些事情，人们要正确认识。有很多事情，存在的决定因素很多，有些是可以想到的，有些因素也是事先无法预知的。且领导的欣赏水平也不一样，一件事情只要尽力了，就不要过度地自责。像朱某这个情况，应当找朋友聊聊，不要有自卑心理，适时地把不良情绪宣泄出来对于自己的身心都有好处。疯狂地购物，也许在当时来说是有效的，但却要付出金钱代价，买了许多不适用的东西还是要后悔，那就得不偿失了。疯狂购物是一种非理性的表达，偶尔一次还可以，但是一旦形成了恶性循环，后果将不堪设想。

2. 为缓解压力买单

林娟是外企的白领，平时工作的压力很大，老板交代的任务很艰巨，完成得不好还要受到老板的质疑，有时也情不自禁地想，自己能力是否存在问题。有一次她在很压抑的时候到商场逛了一圈，买了很多的东西后觉得很过瘾。于是，她接着买了更多的东西，在商场中重新找到了自信。可是回到家中才想起，明天要交的创意还没做，自己的房租还没交。

分析：很多的白领阶层，都有很大的精神负担，当她为了缓解压力而到商场购物时，商场给她提供了展示自我的舞台，她说服务员都会关注她，受到了服务员的重视，她的欣赏目光也会得到肯定，当她买单时，还会让服务员很羡慕，对她的能力给予肯定。但是她离开了商场这个特定的环境，一点也不能激发她工作的热情，反而会因为她的提前透支，平添更多的烦恼。

3．为失落情绪买单

前几天刘曦接到男友的电话，说他们不适合，应该分手，让她以后找个合适的男友，并请刘曦以后不要再和他联络。刘曦还没缓过神儿，男友已经挂了电话。再打，他已经关机了，找到他租的房子，房东说已经搬了家，问他的朋友，都说最近没什么联系。就这样，刘曦在家待了两天，两天中她不停地想，自己到底哪里没做好，哪里出了错。想到她为男友付出的点点滴滴，他却甩了自己，她觉得现在这样折磨自己真是不值，于是决定重新振作起来，首先要做的便是买东西，彻底地改变自己。于是她拿着自己的全部存款，到商场疯狂购物，把自己平时很喜欢、又没舍得买的东西买了个遍，即使是现在不使用的东西，只要自己觉得好，都统统买下，直到信用卡透支。但当她回家后，依然觉得很难过，这堆东西没能抚平她失恋的伤口。

像这样的情况生活中很常见，特别是女孩子失恋或是心情不好的时候，要么疯狂购物，要么就到饭店海吃一顿，还有的疯狂上网，所以现在才会出现这么多的“购物狂”、“贪吃狂”、“上网狂”。当她疯狂购物时，她的很多观点会得到服务员的认可，使她产生一种归属感，用金钱找回被朋友抛弃的平衡。但离开商场后，她还会觉得失落。当你选择这种快速的满足方法时，一定要有个限度，对自己的购物需求要有准确判断。不要当你不高兴、空虚或工作中遇到挫折时就去购物，因为你购物回来后会很快又产生失落感，然后再买，陷入到恶性循环中，永远也找不到解决问题的真正方法。

心病还需心药医

1．上街购物时加强计划与目的性

打算买什么就带上相应数目的钱，不要使用信用卡，这样可防止“冲动性”购物。

2．狠狠杀价

独自一人上街，又有孤独感受时，常常经不住货主的劝说而掏了腰包。缓解的有效方法是：对可买不可买的商品狠狠地杀价，这势必造成碰壁或讨价还价之局面，而且砍价可使人不再孤独。

3．将所买的东西统计一下

看看哪些是没用的，哪些东西是多余的，并计算出你浪费金钱的数目和由此产生的利息或投资损失。

4．去运动场所

心中空虚、压抑、无聊时，最好的解决方法是去做些较激烈的体育运动，而不去逛街购物。

5．强化期待心理

对欲购物尽可能地发现它的不足与缺点，这样你可在期待更完美的物品问世的情绪中，缓解购物欲望。

6．采用“改日再来”的延缓方针

在垂青某商品时，先不急于掏钱，而是暗示自己“改天再来吧”，下次来时由于心情变化，购物欲可能下降。

第三节　厌食症——美丽的天敌

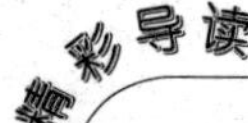

1. 厌食症的患病人群
2. 神经性厌食症产生的有关因素
3. 神经性厌食症的预防
4. 神经性厌食症的治疗

厌食症是精神性的疾病，主要发生在10~30岁的年轻女性，但也有约1/10的患者为男孩和年轻男子。香港最近一项调查显示，有厌食症及暴食症症状或倾向的人约占一成，而较严重的厌食症及暴食症的诊断人士约有3%。其他年龄层或因职业需要而要维持体重的人也有可能产生，如演员、舞者、模特儿等都有较高的罹患率。此病患者多出现于较富裕的家庭。

神经性厌食症的病因尚不明确。有关的因素，可分为以下几个方面：

（1）个体的易感素质。这类患者常常争强好胜、做事尽善尽美、追求表扬和赞美、自我中心、神经质；而另一方面又常表现出不成熟、不稳定、多疑敏感，对家庭过分依赖，内向、害羞等。

有研究发现，本病的发生可能与某些遗传素质有一定的关系。

（2）下丘脑的功能异常。神经性厌食症患者存在明显的下丘脑功能异常的表现，如月经紊乱或闭经；血液中甲状腺素水平低；食欲及进食量的异常，情绪低落或烦躁等。

（3）社会心理因素。青春期，女孩伴随第二性征发育而来的是日益丰腴的体形。对此，容易产生恐惧不安，羞怯感，有使自己的体形保持或恢复到发育前“苗条”的愿望。青春期是神经性厌食症发病率最高的时期。

社会观念左右着胖瘦美丑的标准。在文明和发达的社会中，有一种以瘦为美的认识误区。这就是为什么20多年来社会文明及生活水平不断提高，而以消瘦为特征的神经性厌食症患病率却呈明显的逐步上升的趋势，尤其在某些职业中，如芭蕾舞演员、时装模特中，该症的患病率是普通人群（同龄）的3~4倍。

另外，神经性厌食症多来自于社会地位偏高或经济较富裕的家庭；城市人群的患病率高于农村人群；在城市中，私立学校的女生患病率高于普通学校。

对于神经性厌食症的预防。慢性的精神刺激及过度紧张的学习负担是青少年发生本病的主要因素，以身材苗条为美，而有意节食者，仅占少数。因此，解除慢性刺激和负担过重的学习是预防或减少发病的主要措施：

（1）情绪预防。本病青春期女性发病较多，表明这一时期性格的不稳定，易受外界刺激或家中不睦，父母之间的矛盾，家中亲友重病或死亡者，或在学校学习成绩意外的受挫折者等等，均易发生本病，因此保持精神的乐观、心胸开阔是至关重要的。

（2）进行正确的人体美教育。少数病例对进食与肥胖体重具有顽固的偏见与病态心理，以致出现强烈的变胖恐惧而节制饮食，保持所谓体形的“美”，因此对正确的健康的“美”的教育，也是不可少的。

（3）劳逸结合。合理安排学习和生活，使脑力劳动与适当的体质锻炼、体力劳动相结合，适当安排娱乐活动与休息，可以防止因过分劳累而引起下丘脑功能的紊乱。

心病还需心药医

1．心理治疗

包括疏导心理压力，对环境、对自己有客观认识，找到适应社会的角度及处理和应付各种生活事件的能力。另外，对健康体魄的概念，标准体重的意义，对自己的身体状况要有客观的估价。了解食物、营养学方面的知识。

如果你的家庭关系紧张，必要时可请家人做家庭心理治疗。

2. 行为矫正

主要是体重恢复，可控制自己的活动范围及活动量，随着体重的增加，逐步奖励性地给予活动自由，这种方式一般要在医院中当患者体重极低时采用。

3. 要注意补充营养，纠正营养不良

严重的营养不良可有生命危险。神经性厌食症病人在严重营养不良状态下，死亡率可高达10%，因而必须紧急抢救治疗。这时的治疗为纠正水电解质的平衡，补充血钾、钠、氯，并进行监测。血浆蛋白低下时，静脉补充水解蛋白、鲜血浆等。贫血应补充铁，服叶酸，补足维生素等。

如果你有厌食症，并长期不进食，胃肠功能极度衰弱，因此进食应从软食、少量多餐开始逐渐增加，不能急于求成。适当给予助消化药：胃酶合剂、多酶片、乳酶生等，或针灸治疗，也可用小量胰岛素促进食欲及消化功能恢复。

第四节　恋童癖：身心共同的错

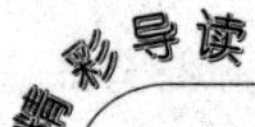

1. 恋童癖产生的原因
2. 恋童癖患者的行为表现
3. 恋童癖的患病人群
4. 恋童癖的类型
5. 恋童癖的治疗

恋童癖是以儿童为对象获得性满足的一种性变态。此种性变态行为的患者以男性多见，女性极为罕见。受害者为女孩或男孩，年龄多在10~17岁之间，也有小至3岁以下的。

恋童癖主要是由于后天心理发展不正常造成的，其原因归纳起来有：

（1）心理因素。爱恋儿童，留恋童年时代。对儿童表示关注是人的一种普遍行为，其心理也是无可指责的，但这种行为和心理如果超过了一定的限度，作为一种观念在头脑中固定下来并控制人的行为，便成了恋童癖患者。

（2）家庭因素。家庭不和睦，夫妻感情不好，使之对成年人间的性生活失去兴趣，而把对象转向儿童。

（3）社会因素。有的人因为在工作、生活中，人际关系不好或受挫折，便觉得人心难测，与成年人打交道要费尽心机，因而感到很疲劳、紧张、可怕，而与儿童交往则无需费多大周折、动多大脑筋。时间一长便对成人间的人际关系感到厌倦，而把兴趣转到了儿童身上。

（4）性格缺陷。由于性格胆怯、懦弱，缺乏应付危机的能力，当遇到意外的重大精神打击时，如妻子有了外遇而被发现了，不能勇敢地面对现实，希望退回到童年。于是把心思转到小女孩身上，在心目中把小女孩幻化成两种形象：一是恋人，一是母亲。

（5）其他原因。有的则是因为智能发育迟滞、慢性酒精中毒、残废、年老或其他脑病，而接触正常成年女性的机会很少，故将满足性欲的对象转向儿童。

恋童癖患者的行为表现为他们对成熟的异性不感兴趣，只以儿童为满足性欲的对象，患者主要追求的是心理上的性满足和性快感，因此，他们常常通过窥视或玩弄儿童的生殖器来达到性满足，性接触往往未达到性交的地步就中止了。但随着时间的延长，这种接触的次数增多，心理满足便会演变成生理满足，即出现性交要求、玩弄儿童、折磨儿童等行径。

此外，在恋童癖患者中有同性恋倾向的与有异性恋倾向的患者之间存在着较大的差异。有同性恋倾向的患者，大多是已婚的，而且他们更喜爱一个年龄较大的对象，即12~14岁的对象；而有异性恋倾向的恋童癖患者更喜爱7~10岁的儿童，甚至认为自己是受害者。他们与其说是倾向于情欲高潮，倒不如说是更倾向于看和摸。这类患者大都是阳痿患者，如果射精的话，也是通过露阴癖、窥阴癖、手淫来实现的。

恋童癖有以下几种类型：

（1）攻击型恋童癖是最具危险性和反社会性的恋童行为，行为人为满足性刺激和亢奋的需要，在行为时往往伴有虐待和暴力。这种攻击行为本质上是一种恶意的侵犯。攻击的方式多种多样，往往造成攻击对象严重受伤，感到极度痛苦，甚至造成死亡。此类虐待型的恋童癖者不仅给儿童造成痛苦，而且其行为方式极其色情。他们在虐待行为中常使用枪、刀子、铁管或皮带作为威胁伤害的工具。

（2）成熟型恋童癖对儿童的爱恋仅仅停留在爱抚、抚摸和宠爱的水平上。这种人从未与他同年龄的人建立一种性关系，只是在与儿童的交往中才能体验到一种舒适感。作为一个成年男人，他不会主动与对方建立一种性关系，如果有这样的事情发生，通常也是由于那少男或少女的勾引。还有些恋童癖者仅仅对玩弄儿童感兴趣，其中另一些人则扩大了他们的兴趣范围，热衷于拍摄儿童色情照片和录像以及其他非商业性的色情把戏。这些有共同兴趣的人经常私下交换录像带。

（3）退化型恋童癖者在早年生活表现正常，与他同辈人一直有良好的关系，与同龄异性也曾有过性关系。然而在以后的生活中，自我怀疑和幼稚感逐渐滋生，在社会交往和性生活中渐不遂意。在某些情况下，这种人会慢慢地嗜酒和失业。这样，一系列的挫折会使他将性行为转向儿童。这种对儿童的性行为带有冲动性并且常常是把它当做缓解某种生活压力的手段。这种恋童癖者会为他的行为感到苦恼、自责、害臊、甚至有一种犯罪感。

恋童癖属于严重的性犯罪，法律上为保障儿童身心健康，一般都根据受害儿童的年龄和性别给罪犯不同程度的法纪惩处。此外，还有针对性地进行治疗。常用的有厌恶疗法，而且效果也较好。当患者接触儿童或儿童模型时便给予能造成其身心痛苦的刺激，如电疗刺激、橡皮圈刺激、肌肉注射催吐药使其呕吐等，破坏患者病理条件反射，经过多次反复强化，使其改变恋童癖的行为模式。另外，通过药物治疗，如给患者使用抗雄激素来限制男女恋童癖者的性欲，也有一定疗效。

心病还需心药医

1．加强自我调控

要善于克制自己的行为和情绪，以及无力的言行和行为。对自己的错误要主动承认，要懂得尊重别人。

2．要在生活中学会忍让和有耐心

学会享受人间的种种乐趣，如夫妻间的交融、家人团聚的天伦之乐等。

3．经常参加集体活动，多结交朋友。

4．努力地消除自卑感

要正确认识自己，提高自我评价。

5．要进行积极的自我暗示，自我鼓励，相信事在人为

当面临某种情况感到自信心不足时，不妨自己给自己壮胆：“我一定会成功，一定会的！”强迫自己增强自信心。

第五节　恋物癖：难以启齿的诱惑

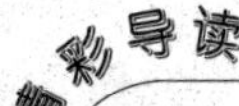

1. 什么是恋物癖
2. 恋物癖产生的原因
3. 恋物癖主要的特征表现
4. 恋物癖的心理治疗

恋物癖是直接从异性体表接触的物品中获得性兴奋的一种性变态。多见于男性。恋物癖者通常无法以一个实际存在的完整的异性人为性爱中心，而是对异性穿着、佩带的物品，甚至一些与性无关的物品有性兴趣。恋物癖者因所恋物品引起性联想、性兴奋，借助手淫等达到高潮。物恋对象可以是任何东西，常见的是女性的乳罩、内裤、长裤袜、高跟鞋、雨衣、手绢等，有的对已用过的避孕套感兴趣。不少报告都披露男性恋物癖者可偷盗匿藏几十件、上百件女性用过的衣物。恋物癖者对物品的迷恋程度有强弱的不同。典型的恋物癖需要视觉和触觉刺激。有时，仅视觉刺激如色情画或照片中黑色性感的连裤袜、高跟鞋和其他时髦物品等，即可引起对其崇拜者的内心一阵愉快的反应。在端详这些物体时会怦然心跳，引起阵阵骚动。

恋物癖的产生通常有以下几种原因：

（1）由性心理发育异常所引起。患者一般都有性心理异常的特点，他们在潜意识中多有对自己生殖器的忧虑，害怕被阉割，从而促使某些人去寻求较安全、较容易获得的性行为对象，或产生把异性身体的某一部分及饰物当做性器官的潜意识，以缓解内心的不安。

（2）性知识缺乏、好奇和意识方面的某些问题也是形成恋物癖的原因。

（3）社会文化环境的影响。在初高中阶段，男女接触较少，特别是在初中阶段，男女生连话都很少讲，这样便使他们将自身的性冲动向一些异性的象征物发泄。起初他们是偶然得到异性的物品，性兴奋也是偶然引起的，但经过几次反复便成为一种习惯。

（4）是一种习惯的结果。大部分患者都与环境影响和性经历有关，最初性兴奋出现时与某种物品偶然联系在一起，但经过几次反复形成一种条件反射。有时只一次深刻的印象也可造成心理上的固定阴影，这类情况多是在青春期出现。如曾有一男青年在地上躺着，一位风韵十足的女性将一只脚放在他身上，这一偶然的动作竟激发起他的性欲，后来此男子成为一个终身的恋足癖者。

恋物癖主要的特征表现为：①恋物癖是一种习惯性的行为。而且患者在偷窃恋物的前后心理也是相当复杂、矛盾重重的，没有得手之前，往往感到焦虑、紧张和不安，一旦得手，虽然性心理得到了满足，但常常又会因憎恨自己的这种行为而产生自责、悔恨、忧郁、痛苦、自卑等心理冲突。因此，经常是有改过之心，无改过之举；②患者是一边摸着、看着、闻着这些物品，一边以各种方式达到性高潮。如有的患者在手淫或性交时也带着这些物品；③恋物癖患者对异性本身毫无兴趣，把性欲专门指向物品。至于这些物品是什么人的则无关紧要。而正常的恋物心理则与此相反，是一种“爱屋及乌”的心理；④千方百计地收集其偏爱的异性的物品。不惜冒偷窃、名誉扫地、前途黯淡的危险，不住地到处寻找，若拿不到这些东西，便会产生焦虑不安的情绪。

可成为恋物癖者的恋物种类很多，包括身体的各部分以及身上各种无生命的物品。常见的异常恋物可分为两类：一类为器物，包括衣着及随身所戴物品，如内衣、内裤、乳罩、手套、鞋袜、手帕、裙子、外衣、月经纸、月经带、发卡、项链等以及雕像、画像等；一类为身体各部分及有关物体，包括正常的部分如头发、脚、手、乳房、臀、分泌物、排泄物和非正常部分如破足、斜眼、麻面、六指等。广义的恋物癖还包括某些视觉性和嗅觉性对象异常，如情景恋和臭恋。前者在某一特定场合产生性兴奋，后者则多为体臭产生性兴奋反应。

恋物癖有正反之分，上面讲的都是正恋物，还有一种反恋物，即由于两性关系的原因而对某种物品产生了强烈的憎恨感。比如一对青年男女恋爱了几年，后因女的变心而分手。男的发现，他们分手后，女的很快就交上新男朋友，而且过去不喜欢穿红衣服，现在经常穿红衣服。男的由此对红衣服产生了深深的仇恨，见到红衣服就要想办法弄到手并弄坏，以发泄心中的怨恨。

心病还需心药医

1．认知领悟疗法

通过对疾病过程的回忆，找出其根源，然后分析解释恋物癖行为的危害。

2．厌恶疗法

当恋物的欲念产生时，便给自己一个恶性刺激，如拉弹橡皮圈去弹击患者的手腕，使之感到疼痛，从而控制这种欲念，直到病态现象消失为止。

3．疏导疗法

根据自己的病情程度，尝试用准确、生动、亲切的语气分析自己恋物癖产生的根源和形成的过程，以及恋物癖的本质和特点，使自己对自己的病症有一个正确的认识，从而提高治疗的决心和信心，以达到治疗的目的。

第六节 异装癖：穿出另一种性别

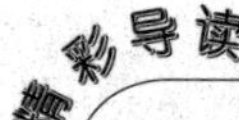

精彩导读

1. 什么是异装癖
2. 异装癖形成的原因
3. 异装癖患者的表现
4. 异装癖与恋物癖的区别
5. 异装癖的治疗

异装癖称异性装扮癖。是指通过穿着异性服装而得到性兴奋的一种性变态形式。这种性变态患者以男性见多，因为女性着男装现在已经常见，尤其在西方社会还很流行，故并不视为异常行为。异装癖的形成有以下几种原因：

（1）心理因素。有的患者对两性关系有一种惧怕和忧患的心理。因此，有不少患者在不穿异性服装情况下性交出现明显的阳痿症状，而穿了异性服装则无此性功能障碍。这大概是异性装扮解除了患者潜意识中对性活动的忧虑情绪或罪恶感的结果。

（2）教育引导不当。有些父母总认为女孩子温顺听话、讲卫生，因此在日常生活中教育孩子时，总爱把男孩当女孩来对待，还常拿邻居家的女孩做榜样进行教育。或者相反，把女孩当男孩来教育，使孩子在儿童和青少年期缺乏正常的社会交往，养成异性化的气质性格。

（3）迷信思想的影响。有些家长，特别是年纪大一点的爷爷奶奶之辈，受封建迷信思想的影响，总爱向算命先生算命问卦，为求孩子平安成长，便将孩子打扮成异性形象，取异性名字。

（4）家庭环境的影响。患者在幼年时本身性别受到环境的影响，如父母本想要个女孩，却偏偏生了个男孩，或者相反。为了填补心理上的缺憾，便把孩子打扮成异性并给予更多更大的关注和爱抚。

异装癖患者一般在5~14岁之间开始萌生异装兴趣，到了青春期就产生与异性装束有关的色情幻想。开始时一般在自己房间中穿异装，通过镜子自我欣赏，以后逐渐频繁起来，出现在公众场合，或穿异装入睡；先是部分异装，偶尔穿一两样女性服装，以后逐渐增加异性衣饰的件数，直至全部使用异性装束。他们穿着异装时大多会体验到平静和舒适感，有的还有一种文雅和美丽的感觉。如果不穿或被制止穿异装时，则会引起强烈的紧张不安的情绪。患者在穿异装后能引起性兴奋，最初是手淫时穿，以后则是性交时穿。多数患者结婚后与妻子有性爱，少数患者后来转换成异性癖患者。

还要注意异装癖与恋物癖的差别。虽然恋物癖者有时也有穿异装的行为，并能因此而引起性兴奋，但这种行为不普遍，也不一定经常穿。同时他们不仅仅限于异性的服装，还包括其他许多异性用品，不会自己去选择合身的异性服装或讲究打扮。他们感兴趣的是除妻子以外所有异性穿用过的内衣物品，而对异性本身没有兴趣，对性交行为反感。异装癖患者则普遍而经常地穿异装，但只穿其妻或自己的异性内衣等，而且对性交行为有兴趣。有部分异装癖患者是在恋物癖倾向基础上发展而来的，即由偶然性的穿着异性服装与性活动如手淫等结合，最后通过学习强化，形成以异性装扮来获得性感满足的癖好。

一般来说，异装癖不会危害社会和他人，但其行为有伤风化，应有针对性地采取治疗措施，及时进行治疗。异装癖一般早年起病，在儿童或青少年期出现异装癖迹象时，就要及时采取防范措施。

心病还需心药医

1. 积极参加集体活动

培养自信心，以减轻对自己性别期望的压力。

2. 到了成年，应建立异性恋爱关系并结婚

在妻子的帮助下，异常行为可望得到控制和纠正。

第七节　烟瘾——华而不实

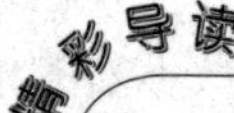

精彩导读

1. 正确认识烟草的危害性
2. 烟瘾形成的原因主要受外界环境的影响
3. 戒除烟瘾要从心理上根除对烟的依赖性

吸烟是一种后天形成的不良嗜好，它对自己、他人和环境都有较大危害。全世界每年因吸烟导致死亡的人数达250万之多。可以说，烟是人类的第一杀手。

烟草的烟雾中至少含有三种有毒的化学物质：焦油、尼古丁和一氧化碳。焦油由好几种物质混合而成，在肺中会浓缩成一种黏性物质；尼古丁是一种会使人成瘾的药物，由肺部吸收，主要是对神经系统发生作用；一氧化碳会降低红血球将氧输送到全身去的能力。有资料表明，一个每天吸15~20支香烟的人，其易患肺癌、口腔癌或喉癌致死的几率要比不吸烟的人大14倍；其易患食道癌致死的几率比不吸烟的人大4倍；死于膀胱癌和心脏病的几率要比不吸烟的人大2倍。吸烟是导致慢性支气管炎和肺气肿的主要原因，而慢性肺部疾病也增加了得肺炎及心脏病的危险。同时，吸烟也增加了患高血压病的危险。

被动吸烟又称“强迫吸烟”或“间接吸烟”，是指不愿吸烟的人被迫吸入别人吐出来的、夹有大量卷烟毒性物质的空气15分钟以上。被动吸烟者可能招致与吸烟者同样的病症。

吸烟的形成主要是外界环境的影响：比如好奇。另外还有刻意的模仿。

香烟具有多种象征作用，历史上许多伟人都爱抽烟，这些伟人形象与吸烟联系如此紧密，无形中便成了一种力量和自信的象征，吸引着许多青少年去模仿。此外是成人或同伴的影响，吸烟者那种潇洒自如、悠然自得的神态对青少年肯定有极大的诱惑力，吸引着年轻人去模仿。

吸烟有时也是交际的需要。在中国吸烟已成为一种交际手段，敬烟往往是社交的序曲，能缩短人与人之间的心理距离。互相敬烟能沟通感情，产生心理上的接近，有利于问题的解决。许多人开始纯粹是因为社交上的应酬，但随着这种“礼尚往来”的增多，最终加入到了吸烟者的行列。

心病还需心药医

1．加强戒烟意识

一旦感觉总是不太舒服，要有这种意识，即戒烟几天后味觉和嗅觉就会好起来。

2．转移注意力

尤其是在戒烟初期，多花点钱从事一些会带来乐趣的活动，以便转移吸烟的注意力，晚上不要像通常那样在电视机前度过，可以去按摩，听激光唱片，上网冲浪，或与朋友通电话讨论股市行情。

3．经受得住重新吸烟的考验

戒烟后又吸烟不等于戒烟失败，但要仔细分析重新吸烟的原因，避免以后重犯。

4．寻找替代办法

戒烟后的主要任务之一是在受到引诱的情况下找到不吸烟的替代办法：做一些技巧游戏，使两只手不闲着，通过刷牙使口腔里产生一种不想吸烟的味道，或者通过令人兴奋的谈话转移注意力。如果您喜欢每天早晨喝完咖啡后抽一支烟，那么您把每天早晨喝咖啡换成喝茶。

5．打赌

根据一些过去曾吸烟的人有过戒烟打赌的好经验，其效果之一是公开戒烟，并争取得到朋友和同事们的支持。

6．少参加聚会

刚开始戒烟时要避免受到吸烟的引诱。如果有朋友邀请你参加聚会，而参加聚会的人都吸烟，那么至少在戒烟初期应婉言拒绝参加此类聚会，直到自己觉得能控制住烟瘾为止。

7．消除紧张情绪

如果紧张的工作状况是您吸烟的主要起因，那么拿走您周围所有的吸烟用具，改变工作环境和工作程序。在工作场所放一些无糖口香糖、水果、果汁和矿泉水，多做几次短时间的休息，到室外运动运动，几分钟就行。

8．体重问题

戒烟后体重往往会明显增加，一般增加5~8磅。吸烟的人戒烟后会降低人体新陈代谢的基本速度，并且会吃更多的食物来替代吸烟，但可以通过增加身体的运动量来对付体重增加，因为增加运动量可以加速新陈代谢。另外，多喝水，使胃里不空着。

9．游泳、踢球和洗蒸汽浴

经常运动会提高情绪，冲淡烟瘾，体育运动会使紧张不安的神经镇静下来，并且会消耗热量。

10．扔掉吸烟用具

烟灰缸、打火机和香烟都会对戒烟者产生刺激，应该把它们统统扔掉。

第八节 “瘾酒”怎能消愁

1. 酗酒的主要危害
2. 酒精依赖者的特征
3. 怎样戒除对酒精的依赖性
4. 戒酒从心开始

据文献考证，我国早在古代夏禹时期就开始酿酒，在人类三大嗜好——烟、酒、茶中，别看酒既不能充饥、又不能解渴，特别是白酒也没有什么值得特别宣扬的营养价值，但中外古今世界各国都在喜庆的欢宴中少不了酒，所谓无酒不成席、无酒不足庆。

在现代社会生活中，美酒加咖啡更是一种时尚，特别是人逢喜庆更少不了三杯美酒敬亲人。作为礼仪交流的一种方式，酒文化的含义早已超越了它原本的内涵，但是这只能是在“适当”饮酒中才能展示其高雅和喜庆的风范。当然，适当少量饮酒还能健身。《本草备要》载：“少饮则和血运气，壮神御寒，遣兴消愁，避邪逐秽，暖五脏，行药势”，喝酒有一定好处，但是一旦陷入嗜酒如命的酗酒成瘾状态则完全变了性质。

什么“交情深，一口吞；交情浅，舔一舔。”“宁可伤身体，不能伤感情”之类的劝酒词，实在是反科学、反健康的害人之词，劝人伤身体的这类酒友还有什么“感情”值得珍惜呢?

酒精是一种合法的成瘾物质，对人体中枢神经系统有较强的亲和力，一次大量饮酒后能明显地影响人的心理状态，长期大量饮酒则可形成对酒精的依赖，成为一个人人讨厌的."酒鬼"、"酒徒"或"酒君子"，成为酒精的俘虏，心甘情愿地听从酒精的摆布，堕入万劫不复的深渊而不能自拔。那么，什么是酒精依赖呢?

酒精依赖是由于饮酒所致对酒精渴求的一种心理状态，可连续性或周期性的出现，以体验饮酒所带来的那种欣快的心理效应，有时也是为了避免不饮酒所带来的不舒服的感觉，这种渴求常常很强烈。一般认为，如果饮酒的时间和饮酒的数量达到了一定的程度，使饮酒者无法控制自己的行为，并且出现了躯体耐受或戒断的症状，我们就将这种症状称之为酒精依赖。

俗话说"老有老相，少有少相。"酒精依赖者也有其"赖相"。一般来说酒精依赖者具有以下特征:

(1) 固定的饮酒模式。长期酒依赖者常常不分场合、时间的在很短的时间内就可饮下大量的酒，虽然多次宣称断酒而不能戒除。为了追求"喝酒的真正陶醉感"，病人连续几天饮酒，不吃，不喝，也不洗漱，与外界隔绝来往。一直到身体脱水不能再饮酒为止。

(2) 对酒的体验。酒精依赖的病人多数体验饮酒初期心情愉快，酒后喜欢交往，缓解紧张、焦虑和苦闷，减轻疲劳。这样，渐渐形成每天不断饮酒，随着饮酒量的增加和饮酒时间的延长，饮酒者就慢慢被酒精所俘虏，陷入不停饮酒的泥潭。

酗酒严重影响了人的身体健康，其危害性很大，使身体各个肌体都受到不同程度的损伤。

(1) 长期酗酒将造成心肌脂肪化损伤心脏功能，诱发高血压、冠心病。

(2) 酗酒必伤肝。肝脏是人体最重要的解毒器官，也是合成胆汁、贮存肝糖原的脏器，过量饮酒引起脂肪肝必然导致消化吸收功能障碍和免疫功能下降，使机体对各种疾病的抵抗能力降低。

(3) 经常醉酒可导致血管痉挛、呼吸肌麻痹。

(4) 酗酒可损伤大脑，记忆力下降、智商和判断力明显减退。

(5) 经常酗酒会损伤生殖功能。医学研究证实：大量的酒精对精子和胎儿都有致命"打击"和损伤，酒鬼的后代出现的弱智子女和畸形悲剧就是明证。中国历史上著名文学家陶渊明曾以其《桃花源记》的名作备受世人称颂，但由于一生嗜酒，连生五子非呆即傻，全是畸形弱智儿。

在心理方面，要想戒掉酗酒的“瘾”患，关键在于自己对酗酒的危害性有深刻的理解，树立“健康第一”的意识和采取坚强的自我克制措施。

心病还需心药医

1．千万别给自己找借口

比如把酒柜里现存的几瓶酒喝光后就不买啦……白酒不喝，啤酒、葡萄酒总可以喝吧……别的酒不喝，这瓶老战友送来的茅台总不能浪费了吧……诸如此类想喝酒的借口，一定要把住“进口”关，说不喝就不喝，不给“酒虫子”留下喘息的机会，只有这样才能立竿见影把酗酒恶习连根铲除。

2．主动避开诱因

特别是尽量少和原来的酒友见面，少去原来常喝酒的饭店就餐。

3．坚持就是胜利

每当酒瘾的“浪花”向你袭来时，你要立即想到这是冲向你“健康防波堤”的恶浪，千万别动摇，只要坚持5~10分钟，想喝酒的冲动便会逐渐减退。同时也采取出去散散步或听一段音乐或找个朋友聊聊天等方法，转移一下注意力。

4．最好有家人和好友的支持

一旦饮酒成瘾，要想三天两日戒掉是很不容易的，这时候亲朋好友的鼓励和支持戒酒的积极配合至关重要。比如每天晚餐都要来个一醉方休的习惯，就坚持把酒杯收起来改成吃过晚饭来点新鲜水果然后和家人一起去室外散散步、弹钢琴、看看电视，总之要把与酒有关的心思转移开，并且用另外一个内容取代之。

第九节　网络成瘾=精神病态？

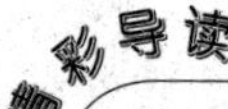
精彩导读

1. 网络带来的快乐
2. 网络成瘾形成的原因及表现
3. 网络成瘾的危害性
4. 戒除网络成瘾的有效方法

网络成瘾是一种表现为耐受性、戒断症状等心理、生理性成瘾。互联网的飞速发展改变着信息储存、加工、传递的方式，给人类的社会生活带来了巨大的改革，对人们的生活方式、心理行为产生了深刻的影响。因过度使用网络导致情绪障碍、家庭矛盾、社会适应等问题的人也越来越多。上网在给我们带来方便、效益和快乐的同时，也给人们的健康，尤其是精神健康带来了危害，其中最常见的就是染上“网瘾”。

上网的人，在网上可以获得超越生活的感受，满足他们在日常生活中难以满足的某些精神需要。如：网上游戏中那曲折离奇、悬念百出、紧张而一步步地推向高潮的血腥打斗，给人提供强烈的感官刺激，以此来弥补生活中的寂寞与空虚；网上聊天，直抒胸怀，没有面对面交谈的压抑与戒备；还有那网吧情人、网上婚恋、黄色网页等等，更易获得现实生活中难以获得的精神满足，从而对人有着强烈的吸引力，以致在触网后，由乐趣不断增强，上网时间不断延长，到后来就与“网”难解难分，产生身心依赖。

若因故不能上网，就会出现与吸毒成瘾相仿的戒断症状：情绪低落、头昏眼花、双手颤抖、疲乏无力、食欲不振等，并且非上网不可。这样，就迫使上网者不断延长上网时间，而上网时间过长，轻者导致“网络综合症”，出现手腕关节不适、腰酸背痛、活动不灵、肌腱炎、腱鞘炎、视力下降及注意力不集中、紧张、焦虑、失眠、心情抑郁等有害身心的症状；严重的甚至会像练气功一样出现“走火入魔”而导致精神异常。

如果有关症状和类型的描述只是让你觉得新奇，甚至你还跃跃欲试的话，下面这些曾发表在专业期刊上的研究结果可能会让你警惕起来。

首先，网络成瘾虽然不像真正的毒品那样会危及我们的生命，但长时间上网必然会影响我们的健康：视力下降、肩背肌肉劳损、睡眠剥夺以及免疫功能变弱。当然，更为严重的是网络成瘾给学习、工作和家庭生活带来的灾难。

如果你是个学生，那么就要小心了，网络成瘾会使你的学习成绩下降。虽然互联网被广泛认为是一个重要的教育工具，但加利福尼亚州的一项调查显示，86%的中小学教师认为，使用互联网并不能提高学生的学习成绩。另一项调查发现，宾夕法尼亚州某个大学里58%的大学生因为花费太多时间上网而影响了学习。德克萨斯州大学奥斯丁分校的心理学家更是发现，至少有14%的在校学生符合互联网成瘾症的标准。马里兰大学心理咨询中心的肯得尔医生在对本校学生进行了调查后，立刻组织了全校性的互助小组来帮助互联网成瘾的学生。

如果你是个公司职员，而你所在的公司已经联网，那么就要小心了，网络成瘾会危及你的工作效率。一项对全美前1000家大公司的调查显示，超过55%的管理人员认为，很多雇员把上班时间用在与工作无关的网络活动上。纽约州一家公司暗中统计了本公司职员上班时间的网络活动，发现其中仅有23%是真正与工作相关的。由于上班时间在网上漫游而被辞退的雇员更是不断增加。

如果你有一个温暖的家庭，而最近你丈夫对上网的兴趣越来越大，那么就要小心了，网络成瘾可能会使你成为电脑寡妇！匹兹堡大学心理学教授金波利·杨在过去三年中亲自访谈了数百名网络成瘾患者，她发现一个患有网络成瘾的丈夫每天和他心爱的计算机在一起的时间远比和他亲爱的妻子在一起的时间要长。更糟糕的是，或许他已一“网”情深地爱上了他的“英特恋人”，正准备带上他的电脑离你而去。

心病还需心药医

1. 上网之前先限定时间

看一看你列在纸上的任务，用一分钟估计一下大概需要多长时间。假设你估计要用40分钟，那么把闹钟定到20分钟，到时候看看你进展到哪里了。如果嫌用闹钟麻烦的话，可以在电脑中安装一个定时提醒的小软件，在上网的同时打开，这样就能有效控制你的上网时间了。

2. 上网之前先订目标

每次花两分钟时间想一想你要上网干什么，把具体要完成的任务列在纸上。不要认为这个两分钟是多余的，它可以为你省10个两分钟，甚至100个两分钟。

3. 不要把上网作为逃避现实生活问题或者消极情绪的工具

请注意：借网消愁愁更愁。理由之一是，当你几小时后下网的时候，问题仍然在那儿，“逃得过初一、逃不过十五。”理由之二，你的上网行为在你不知不觉中已经得到了强化。

第五章

健康心理能消除人格障碍

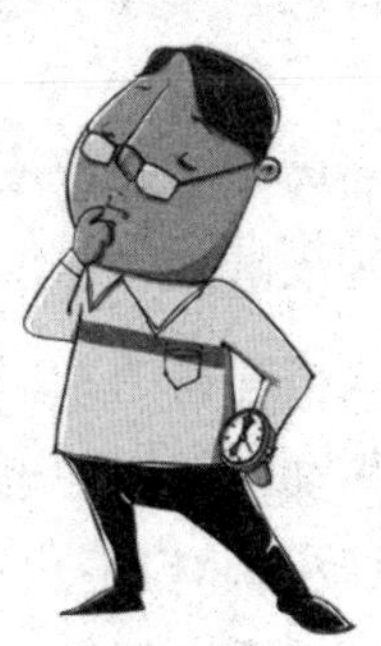

第一节　人格障碍患者该怎么办

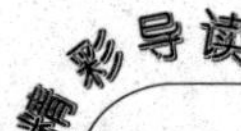
精彩导读

1. 人格障碍分析
2. 人格障碍形成的原因及表现
3. 人格障碍的自我心理调节

每个人的人格既然有很大差别，那么怎样才算是人格障碍？“人格障碍”一词是精神病学诊断分类中的名词。它的定义是：“人格特征显著偏离正常。这种人格特征的偏离使得患者形成了特有的行为模式且对环境适应不良，甚至达到害人害己的程度。”

一般人做人处世都有一定的模式，都要接受社会规范的要求和检验。如果超越了正常的范围便形成了人格障碍。人格障碍是与正常的社会规范准则难以融洽的一种心理障碍。有人格障碍的人，其行为模式异于常人，比如，有的人格障碍患者常为一点小事动辄怒发冲冠、暴怒不已；对人残酷无情，以他人的痛苦为乐；对人毫无诚意、极不负责；做错事绝无悔恨及羞耻之心；极端自私，感情冷漠；对环境适应不良，缺乏朋友。这些也必然地影响着他们的职业功能，常常是“到哪儿哪不要，到哪儿也待不长”。但他们对此却毫无自知，只是一味地怨天尤人，而绝不检查自己。人格障碍通常开始于童年、青少年或成人早期，并一直持续到成年以后甚或终生。

人格障碍形成的原因比较复杂，大量的研究资料和临床实践表明，生物心理、社会环境等方面因素都会对人格的形成产生影响。目前一般认为，人格障碍是在大脑先天性缺陷的基础上，遭受环境有害因素（特别是心理一社会因素）的影响形成的。

1．童年期精神创伤和不合理教养

婴幼儿时期母爱的剥夺、父母离婚、家庭感情破裂、长辈过分溺爱、不合理的教育常是人格障碍形成的重要原因。而有些家长酗酒、违法乱纪、道德败坏，常给儿童幼小心灵以严重的影响，对孩子的个性发展带来巨大危害。儿童时期的不合理教养也可导致人格的病态发展。儿童大脑有很大的可塑性，一些不良倾向经过正常的教育可以消除，如家长听之任之不加管教，发展下去就可出现行为障碍。父母对孩子的教育方式和态度直接对孩子产生影响。曾发现有的母亲无意识地放任孩子说谎、做坏事，招致孩子后来人格的不稳定和混乱。

2．社会因素

人格障碍在资本主义国家较为多见，可能与下列因素有关：家庭结构不稳定，离婚率高，弃婴、私生子多，犯罪案件比比皆是，社会风气恶劣，黄色书刊及色情影视的影响。由此可见，社会环境对于人格的发展也有一定的影响。

3．生物遗传因素

人们常说：龙生龙，凤生凤，老鼠生的儿子会打洞。这说明某些行为是受遗传因素影响的。据对人格障碍者的家谱调查、双生子调查以及染色体调查认为遗传与人格障碍有关，而神经系统疾病如脑炎、颞叶癫痫及脑外伤等可为促发因素。这些均提示生物因素是形成人格障碍的原因之一，但可能不是主要的。

总之，人格障碍的形成有多方面的原因，它们可能综合地起着作用。个体人格一旦形成，往往具有一定的稳定性，要改变并非易事，但通过加强自我调节和进行各种治疗（包括环境适应能力训练，就业及行为方式指导、人际关系调整等），人格障碍可以在一定程度上得到纠正。

心病还需心药医

1．自我分析

就是自己对自己，特别是对本人性格的基本认识，这种分析要客观，恰到好处，既不过高也不过低，始终保持一种比较合乎实际的水平。

2．自我评价

就是自己给自己“定格”，根据分析为自己“打分”，打分要准确、要公正，当然也要参照别人的评价，但重要的是对自我的认知，即有自知之明。

3．自我教育

又分为自省、自警和自砺。自省，就是回忆、反思自己的思想、行为、性格、面貌，总结优点，发现缺点，从而不断上进；自警，就是要经常给自己以警示、提醒，自我警戒，自我约束；自砺，即自我砥砺，也就是有意识地进行自我磨炼，锻炼意志品质。

4．除了上述的方法而外，还需要进行心理与行为的调节，比如，负性情绪的消除，通过疏泄、转移、升华、反思等“排忧解难”；通过培养广泛的兴趣，建立和谐的生活空间；通过积极的放松，消除紧张与焦虑，并且注重动用心理治疗中的相应方法，摆脱人格障碍和人格缺陷，塑造健康的人格。

第二节 偏执型人格障碍——可怜的固执

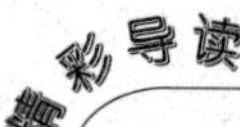

1. 偏执型人格障碍解读
2. 偏执型人格的表现
3. 偏执型人格障碍的治疗与调适

偏执型人格又叫妄想型人格，其行为特点常常表现为：极度的感觉过敏，对侮辱和伤害耿耿于怀；思想行为固执死板，敏感多疑、心胸狭隘；爱嫉妒，对别人获得成就或荣誉感到紧张不安，妒火中烧，不是寻衅争吵，就是在背后说风凉话，或公开抱怨和指责别人；自以为是，自命不凡，对自己的能力估计过高，惯于把失败和责任归咎于他人，在工作和学习上往往言过其实；同时又很自卑，总是过多过高地要求别人，但从来不信任别人的动机和愿望，认为别人存心不良；不能正确、客观地分析形势，有问题易从个人感情出发，主观片面性大；如果建立家庭，常怀疑自己的配偶不忠；等等。持这种人格的人在家不能和睦，在外不能与朋友、同事相处融洽，别人只好对他们敬而远之。

偏执型人格的人常将他人无意的甚至友好的行为误解为敌意或歧视；或无足够的根据，怀疑会被人利用或伤害，因此过分警惕与防卫；或是将周围事物解释为不符合实际情况的“阴谋”；或是过分自负，若有挫折或失败则归咎于他人，总认为自己正确；或是好嫉恨他人，对别人的错误不能宽容……

喜欢走极端，与其头脑里的非理性观念相关联，这是具有偏执心理的人的一大特色。

偏执型人格的人很少有自知之明，对自己的偏执行为持否认态度，因此在社会上人数和比例确实不详。据1988年上海市青少年心理卫生调查资料表明，这种人格障碍的人数占心理障碍总人数的5.8%，实际情况可能要超过这个比例。在调查研究中还发现，偏执型人格障碍患者中以男性较多见，且以胆汁质或外向型性格的人居多。

对偏执型人格障碍的治疗应采用心理治疗为主，以克服多疑敏感、固执、不安全感和自我中心的人格缺陷。

心病还需心药医

1．自我调控法

（1）克服虚荣心，培养高尚的情趣。人无完人，谁都会有缺点和错误，这些用不着掩饰。我们要用诚恳的态度对待生活，要树立远大的目标，追求美好、崇高的事物。不要整天把心思放在修饰打扮和赶时髦上，更不要夸夸其谈，不懂装懂。

（2）加强自我调控。要善于克制自己的抵触情绪以及无理的言行。对自己的错误要主动承认，善于应用幽默、自我解嘲地为自己找个台阶下来，不要顽固地坚持自己的观点。

2．认知提高法

由于患者对别人不信任、敏感多疑，不会接受任何善意忠告，所以首先要与他们建立信任关系，在相互信任的基础上交流情感，向他们全面介绍其自身人格障碍的性质、特点、危害性及纠正方法，使其对自己有一正确、客观的认识，并自觉自愿产生要求改变自身人格缺陷的愿望。这是进一步进行心理治疗的先决条件。

3．敌意纠正训练法

偏执型人格障碍患者易对他人和周围环境充满敌意和不信任感，采取以下训练方法，有助于克服敌意对抗心理。

（1）要学会向你认识的所有人微笑。可能开始时你很不习惯，做得不自然，但必须这样做，而且努力去做好。

（2）要在生活中学会忍让和有耐心。生活在复杂的大千世界中，冲突纠纷和摩擦是难免的，这时必须忍让和克制，不能让敌对的怒火烧得自己晕头转向，肝火旺盛。

（3）经常提醒自己不要陷于“敌对心理”的漩涡中。事先自我提醒和警告，处世待人时注意纠正，这样会明显减轻敌意心理和强烈的情绪反应。

（4）要懂得只有尊重别人，才能得到别人尊重的基本道理。要学会对那些帮助过你的人说感谢的话，而不要不疼不痒地说一声“谢谢”，更不能不理不睬。

4．交友训练法

鼓励他们积极主动地进行交友活动，在交友中学会信任别人，消除不安感。交友训练的原则和要领是：

（1）真诚相见，以诚交心。本人必须采取诚心诚意、肝胆相照的态度积极地交友。要相信大多数人是友好的和比较好的，可以信赖的，不应该对朋友，尤其是知心朋友存在偏见和不信任态度。必须明确，交友的目的在于克服偏执心理，寻求友谊和帮助，交流思想感情，消除心理障碍。

（2）交往中尽量主动给予知心朋友各种帮助。这有助于以心换心，取得对方信任和巩固友谊。尤其当别人有困难时，更应鼎力相助，患难之中知真情，这样才能取得朋友的信赖和增进友谊。

（3）注意交友的“心理相容原则”。性格、脾气的相似和一致，有助于心理相容，搞好朋友关系。另外，性别、年龄、职业、文化修养、经济水平、社会地位和兴趣爱好等也存在“心理相容”的问题。但是最基本的心理相容的条件是思想意识和人生观、价值观的相似和一致，换句话说，也就是“志同道合”。这是发展合作、巩固友谊的心理基础。

第三节　回避不如面对

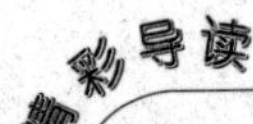
精彩导读

1. 回避型人格障碍解读
2. 回避型人格形成的主要原因
3. 回避型人格的表现
4. 回避型人格障碍的治疗与调适

佛教中有出世与入世之说。所谓出世，即指远离人世，戒断人伦常情，方可修得正果；而入世则指普度众生。古往今来，许多人为了解脱痛苦，遁入了空门，成为心如枯木死灰或孤傲冷僻的隐居者。从现代心理学的角度来看，那些遁迹荒野、不食人间烟火的隐居者们则很可能属于回避型人格的人。在现代社会中，隐居者已很难找到一块清静的乐土，于是他们往往关闭自己的心灵，不与他人做亲密的接触，唯求自安。值得注意的是，渴望一种有意义的孤独与暂时的回避入世并非一种病态，相反，真正具有回避型人格的人并不敢深入到自己心灵的内部去，他们的回避带有强迫性、盲目性和非理智性等特点。回避型人格又叫逃避型人格，其最大特点是行为退缩、心理自卑，面对挑战多采取回避态度或无能应付。

有回避型人格障碍的人被批评指责后，常常感到自尊心受到了伤害而陷于痛苦，且很难从中解脱出来。他们害怕参加社交活动，担心自己的言行不当而被人讥笑讽刺，因而，即使参加集体活动，也多是躲在一旁沉默寡言。在处理一般性问题时，他们往往也表现得瞻前顾后，左思右想，常常是等到下定决心，却又错过了解决问题的时机。在日常生活中，他们多安分守己，从不做那些冒险的事情，除了每日按部就班地工作、生活和学习外，很少去参加社交活动，因为他们觉得自己的精力不足。这些人在单位一般都“被领导视为积极肯干、工作认真的好职员”，因此，经常得到领导和同事的称赞。可是当领导委以重任时，他们却都想方设法推辞，从不接受过多的社会工作。

回避型人格障碍的行为退缩性与分裂型人格障碍的行为退缩性不同：前者并不安于或欣赏自己的孤独，不与人来往并非出于自己的心愿，他们行为的退缩源于心理的自卑。想与人来往，又怕被拒绝、嫌弃；想得到别人的关心与体贴，又因害羞而不敢亲近。

回避型人格形成的主要原因是自卑心理。心理学家认为，自卑感起源于人的幼年时期，由于无能而产生的不胜任和痛苦的感觉，也包括一个人由于生理缺陷或某些心理缺陷（如智力、记忆力、性格等）而产生的轻视自己、认为自己在某些方面不如他人的心理。

具体说来，自卑感的产生有以下几方面原因：

（1）消极的自我暗示抑制了自信心。当每个人面临一种新局面时，首先都会自我衡量是否有能力应付。有的人会因为自我认识不足，常觉得“我不行”。由于事先有这样一种消极的自我暗示，就会抑制自信心，增加紧张，产生心理负担，工作效果必然不佳。这种结果又会形成一种消极因素的反馈作用，影响到以后的行为，这样恶性循环，使自卑感进一步加强。

（2）挫折的影响。有的人由于神经过程的感受性高而耐受性低，轻微的挫折就会给他们以沉重的打击，变得消极悲观而自卑。

（3）自我认识不足，过低估计自己。每个人总是以他人为镜来认识自己，如果他人对自己做了较低的评价，特别是较有权威的人的评价，就会影响对自己的认识，从而低估自己。有人发现，性格较内向的人，多愿意接受别人的低评价而不愿接受别人的高评价；在与他人比较的过程中，也喜欢拿自己的短处与他人的长处比，这样越比越泄气，越比越自卑。

（4）生理缺陷、性别、出身、经济条件、政治地位、工作单位等等都有可能是自卑心理产生的原因。这种自卑感得不到妥善消除，久而久之，就成了人格的一部分，造成行为的退缩和遇事回避的态度，形成回避型人格障碍。

心病还需心药医

1. 克服人际交往障碍

回避型人格的人都存在着不同程度的人际交往障碍，因此必须按梯级任务作业的要求给自己订一个交朋友的计划。起始的级别比较低，任务比较简单，以后逐步加深难度。

2. 消除自卑感

(1) 要正确认识自卑感的利与弊，提高克服自卑感的自信心。有的人把自卑心理看作是一种有弊无利的不治之症，因而感到悲观绝望，这是一种不正确的认识，它不仅不利于自卑心理的消除，反而会加重。心理学家认为，自卑的人不仅要正确认识自己各方面的特长，而且要正确看待自己的自卑心理。自卑的人往往都很谦虚，善于体谅人，不会与人争名夺利，安分随和，善于思考，做事谨慎，一般人都较相信他们，并乐于与他们相处。指出自卑者的这些优点，不是要他们保持自卑，而是要使他们明白自卑感也有其有利的一面，不要因自卑感而绝望，认识这些优点可以增强生活的信心，为消除自卑感奠定心理基础。

(2) 要进行积极的自我暗示，自我鼓励，相信事在人为。当面临某种情况感到自信心不足时，不妨自己给自己壮胆："我一定会成功，一定会的！"或者不妨自问："人人都能干，我为什么不能干？我不也是人吗？"如果怀着"豁出去了"的心理去从事自己的活动，事先不过多地体验失败后的情绪，就会产生自信心。

(3) 要正确认识自己，提高自我评价。形成自卑感的最主要原因是不能正确认识和对待自己，因此要消除自卑心理，须从改变认识入手。要善于发现自己的长处，肯定自己的成绩，不要把别人看得十全十美，把自己看得一无是处，认识到他人也有不足之处。只有提高自我评价，才能提高自信心，克服自卑感。

第四节　自恋，是精彩还是无奈

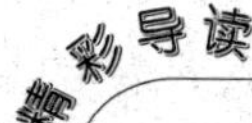

1. 自恋型人格障碍解读
2. 自恋型人格的表现及产生的原因
3. 自恋型人格障碍的治疗与自我调适

古希腊有一个神话故事，讲一位英俊的少年叫纳喀索斯。一天，他于水中发现了自己的影子，便一见倾心，再无心恋及他人他事，在水边依依不忍离去，终于憔悴而死。后来，心理学上便以纳喀索斯的名字来命名自恋症。

自恋型人格在许多方面与戏剧型人格的表现相似，如情感戏剧化，有时还喜欢性挑逗。二者的不同之处在于，戏剧型人格的人外向、热情，而自恋型人格的人却内向、冷漠。自恋型的人过分看重自己，对权力与理想式的爱情有非分的幻想。他们渴望引人注目，对批评极为敏感。在人际交往中，这种人很难表现出同情心。

有很多贬义的形容词可以用来形容自恋型人格障碍的特征：自私、傲慢、自命不凡、目中无人、自高自大、唯我独尊、自以为是，以自我为中心。这些特征都来自于他们过高的自我评价和夸大的自尊。

他们对人、对己的基本看法通常是："我是卓越的，才华出众的，别人比不上我，所以都嫉妒我。"他们认为别人对他们的关注、赞美、关心、帮助都是理所应当的，成功、权力、荣誉也理所应当属于他们的。因此，他们对他人颐指气使；对待批评、挫折的反应是愤怒、敌意，甚至会采取报复行动；他们缺乏同情心，对人冷漠，因而也会利用或玩弄他人的感情；他们没有责任感，更没有愧疚感，做错事总会寻找借口和“替罪羊”，因为如果承认错误会威胁到他们的自我评价。

自恋型人格障碍者热衷于与他人比较和竞争，因为他们希望能在竞争中打败他人，证明自己的优越。然而，当他们无法胜过他人时，会充满嫉妒与敌意，对竞争对手进行恶意的攻击或陷害。

自恋型人格障碍者通常在童年时期受到过多地关注和无原则的赞赏，同时又太少承担责任，太少受到批评与挫折。

从动机上来看，自恋型人格障碍的最根本的动机是得到他人的赞赏与爱。然而，他们对他人的冷漠和藐视，恰好使他们得到他们最恐惧的后果——被他人拒绝。幸运的是，自恋型人格障碍是可以通过自我教育而有所改善的。

心病还需心药医

1．学会爱别人

对于自恋型的人来说，光抛弃自我中心观念还不够，还必须学会去爱别人，唯有如此才能真正体会到放弃自我中心观是一种明智的选择，因为你要获得爱，首先必须付出爱。弗洛姆在他的《爱的艺术》一书中阐述了这样的观点：幼儿的爱遵循“我爱因为我被爱”的原则；成熟的爱遵循“我被爱因为我爱”的原则；不成熟的爱认为“我爱你因为我需要你”；成熟的爱认为“我需要你因为我爱你”。维尔斯特认为，通过爱，我们可以超越人生。自恋型的爱就像是幼儿的爱，不成熟的爱，因此要努力加以改正。

2．解除自我中心观

自恋型人格的最主要特征是自我中心，而人生中最为自我中心的阶段是婴儿时期。由此可见，自恋型人格障碍患者的行为实际上退化到了婴儿期。朱迪斯·维尔斯特在他的《必要的丧失》一书中说道：“一个迷恋于摇篮的人不愿丧失童年，也就不能适应成人的世界。”因此，要治疗自恋型人格，必须了解那些婴儿化的行为。你可把自己认为讨人厌嫌的人格特征和别人对你的批评罗列下来，看看有多少婴儿期的成分。

还可以请一位和你亲近的人作为你的监督者，一旦你出现自我中心的行为，便给予警告和提示，督促你及时改正。通过这些努力，自我中心观便会慢慢消除。

生活中最简单的爱的行为便是关心别人，尤其是当别人需要你帮助的时候。当别人生病时及时送上一份问候，病人会真诚地感激你；当别人在经济上有困难时，你力所能及地解囊相助，便自然会得到别人的尊敬。只要你在生活中多一份对他人的爱心，你的自恋症便会自然减轻。

第五节　分裂型人格障碍——有爱则无碍

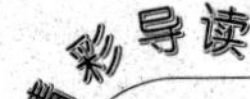精彩导读

1. 分裂型人格障碍解读
2. 缺乏温情是分裂型人格患者的主要表现
3. 产生的主要原因是个体不能适应环境
4. 分裂型患者的常见人群
5. 分裂型人格障碍的治疗与自我调适

所谓分裂型人格（有人将其称为怯懦与自卑人格），具有这样一些表现：内向、孤僻、胆小、懦弱、自卑、害羞、沉默寡言、不爱交往、不关心别人对他的评价、缺乏知己、行为怪癖（但尚能使人理解）。他们尽管没有丧失对现实的认知能力，但社会活动能力差，又缺乏进取心，常静坐沉思，沉溺于幻想之中；自我中心倾向明显，对人态度冷淡，怕见生人，不主动与人打招呼，也不愿意介入别人的事，尤其回避那些竞争性情境；几乎没有自信心，害怕在别人面前讲话做事，往往话到嘴边就犹豫起来，吞吞吐吐，浑身紧张，手足无措；做作业、写文章或干别的事都不愿意让别人看见，害怕被人耻笑。由于疏远别人，也使自己在群体中感到日益孤立，越来越难堪。有分裂型人格的人很难适应人多的场合和需要频繁直接交往的工作，如教学、宣传鼓动、文艺、公共关系等，但尚可适应人少的工作，如图书馆、实验室、气象观测站、广播电视转播台、仓库等。

分裂型人格障碍患者主要表现出缺乏温情，难以与别人建立深切的情感联系，因此，他们的人际关系一般很差。他们似乎超脱凡尘，不能享受人

间的种种乐趣，如夫妻间的交融、家人团聚的天伦之乐等，同时也缺乏表达人类细腻情感的能力。故大多数分裂型人格障碍患者独身，即使结了婚，也多以离婚告终。一般说来，这类人对别人的意见也漠不关心，无论是赞扬还是批评，均无动于衷，过着一种孤独寂寞的生活。其中有些人也许会有些业余爱好，但多是阅读、欣赏音乐、思考之类的安静、被动的活动，部分人还可能一生沉醉于某种专业，做出较高的成就；但从总体来说，这类人生活平淡、呆板，缺乏创造性和独立性，难以适应多变的现代社会生活。这类人的性欲淡漠也颇为突出，他们可称“不近女色”的模范；内心世界极其广阔，常常想入非非，但常常缺乏相应的情感内容，缺乏进取心。他们总是以冷漠无情来应付环境，以“眼不见为净”的方式逃避现实，但他们这种与世无争的外表不能压抑内心的焦虑和敌意的痛苦。

分裂型人格常见于那些学习落后、工作成绩差、在群体中地位低下的人身上，女性多于男性。有些人可能保持终生，其中部分人的分裂型人格可能成为精神分裂症的病态人格基础，以致发展成为神经分裂症。但分裂型人格还不是真正的精神病，它不伴随出现病理性幻觉、妄想、情感淡漠、思维与行为紊乱等精神分裂症的特殊症状。

导致分裂型人格的主要原因是个体不能适应环境。有分裂型人格的人在青少年时期一般都有较强的自尊心和进取心，但由于各种原因使他们经常遭受挫折、失败、屈辱，尊重长期得不到满足，因而自卑、怯懦、胆小等特点逐渐发展、强化和巩固下来，成为他们身上稳定的人格特征。例如，好高骛远，能力不足，或缺乏合作经验，因而遭受挫折；缺乏机会，与他人合作不好，人际关系不融洽，因而很少获得成功；经常受到家长过分苛责和打骂、教师或上级过分严厉的批评指责、他人当众羞辱，等等，都会严重伤害他们的自尊心；受环境压抑或社会观念影响（如“女不如男聪明”、遗传决定论、宿命论等），承认自己天资不如人，或时运不济并以此来解释自己的处境，聊以自慰。其结果必然助长自卑心理。性格内向，不好交往，使他们不了解周围的人，别人也不了解他们。他们难以得到他人同情、谅解和帮助，于是自卑、怯懦、胆小和内向等人格特征更加强化巩固。

心病还需心药医

1．自我调适法

分裂型人格常从童年期形成起就维持一生，很少改变，而且各种表现比较稳定，不易发生衰退。迄今无特殊药物治疗这种病态人格。不过有分裂型人格的人智力尚属良好，有的人还能获得杰出成就，中外一些艺术家、哲学家和自然科学家也属分裂型人格。因此，有这种人格症状的人不要自卑，要勇于承认自己的人格缺陷，注意多与他人接触，不要老是担心会被人耻笑或误解；要尽量轻松愉快地与人谈话、交往，在与人交往中跟他人相互了解，争取得到他人的理解和帮助，用友谊来取代孤独。别人由于你给予他的帮助而称赞你，这是有助于帮助你摆脱和克服自卑、怯懦，增强成功感和自信心的。此外，必须摒弃遗传决定论、女不如男和宿命论的观点，努力实践奋斗，以勤补拙。要相信“世上无难事，只怕有心人”这句至理名言。只要选准适合自己特长和条件的奋斗方向，经过自己努力，一定能够有所成就。

另外，还可以通过饲养自己感兴趣的小动物来激发生活的情趣，实现自我满足感和改善其冷漠的心态。

2．兴趣培养法

兴趣是指积极探究某种事物而给予优先注意的认识倾向，并具有向往的良好情感。因此兴趣培养有助于克服兴趣索然、情感淡漠的人格。具体做法如下：

（1）提高认知。要求本人有意识地分析自己，确定积极人生的理想追求目标。应使其懂得这样一个道理：人生是一种情趣无穷的愉快旅程，每一个人都应该像一位情趣盎然的旅行家，像欣赏宇宙万物那样，每时每刻都在奇趣欢乐的道路上旅行，这样才能充满生活乐趣和前进的动力。

（2）参加兴趣小组活动。这是培养兴趣的较好形式，内容有绘画、歌咏、舞蹈、艺术、体育锻炼、科技活动等。

（3）社会实践。要创造条件，有意识地接触社会实际生活，扩大接受社会信息量，促使兴趣多样化。

第六节　强迫型人格障碍——执拗下的完美

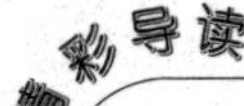

1. 强迫型人格障碍的常见人群
2. 强迫型人格患者解读
3. 强迫型人格的最主要特征就是要求严格和完美
4. 强迫型人格具体行为表现
5. 强迫型人格障碍的治疗与自我调适

在日常生活中，我们会发现一些儿童或成人不由自主地去数钟声、台阶，甚至天上的星星；全神贯注地思考某个名词、韵律或典故；一遍遍认真推敲写就的文稿；废寝忘食地探索某个公式、假说或定理；一丝不苟地按顺序起床、进食、上班和入睡。这种现象就叫强迫现象。这些人难以容忍甚微的过错和失误，不允许丝毫的杂乱和污秽。他们讲究整洁和秩序，一切都要仔细检查，反复核实。这实际上成了他们的优点：做事认真可靠，遵时守信，井井有条，只不过灵活性有些逊色而已。这些固定刻板的行为对他们而言已经习以为常，不会给他本人带来任何痛苦，并且可以通过注意力的转移或外界的影响而中断，也不会伴有焦虑。

其实，在我们每个正常人身上，都会多多少少地出现一定程度的强迫现象，这些属于正常的心理现象。当强迫思考或行为总是纠缠着你，身不由己地操纵着你，使你欲罢不能，无从回避，就有可能演变成为强迫性人格障碍，甚至强迫性神经症。强迫型人格障碍是一种性格障碍，多见于尚属成功的男性，男女比例约为2：1，主要特征是苛求完美。

强迫型人格的最主要特征就是要求严格和完美，容易把冲突理智化，具有强烈的自制心理和自控行为。这类人在平时有不安全感，对自我过分克制，过分注意自己的行为是否正确、举止是否适当，因此表现得特别死板、缺乏灵活性；责任感特别强，往往用十全十美的高标准要求自己，追求完美，同时又墨守成规；在处事方面，过于谨小慎微，常常由于过分认真而重视细节、忽视全局；常犯错误，遇事优柔寡断，难以做出决定；情感以焦虑、紧张、悔恨时多，轻松愉快满意时少；不能平易近人，难于热情待人，缺乏幽默感。由于对人对己都感到不满而易招怨恨。

强迫型人格具体行为表现有三个方面：

（1）思虑过多，对自己做的事总没把握，总以为没达到要求，别人一怀疑，自己就感到不安。

（2）行为循规蹈矩，不知变通。自己爱好不多，清规戒律倒不少。处理事情有秩序、整洁，严守时刻，但对节奏明快、突然来的事情显得不知所措，很难适应，对新事物接受慢。总之，强迫型人格总是给人以刻板、僵死、缺乏生命活力的印象。

（3）心里总笼罩着一种不安全感，常处于莫名其妙地紧张和焦虑状态。如门锁上后还要反复检查，担心门是否锁好，写完信后反复检查邮票是否已贴好，地址是否写对了，等等。

强迫型人格障碍的形成一般在幼年时期，与家庭教育和生活经历直接有关。父母管教过分严厉、苛刻，要求子女严格遵守规范，决不准自行其是，造成孩子做事过分拘谨和小心翼翼，生怕做错事而遭到父母的惩罚；做任何事都思虑甚多，优柔寡断，并慢慢形成经常性紧张、焦虑的情绪反应。一些家庭成员的生活习惯也可能对孩子产生影响，如医生家庭，由于过分爱清洁，对孩子的卫生特别注意，容易使孩子形成“洁癖”，产生强迫性洗手等行为。另外，幼年时期受到较强的挫折和刺激，也可能产生强迫型人格。有研究还表明，强迫型人格与遗传也有关系，家庭成员中有患强迫型人格障碍的，其亲属患强迫型人格障碍的概率比普通正常家庭要高。

一般认为，强迫症与强迫型人格障碍在内容上并没有很大差别，主要是在强度上有所不同。强迫症全称强迫性神经症，是一种常见的神经障碍。一般来说，强迫型人格障碍受强烈刺激或持续的精神压力，容易导致强迫性神经症。

心病还需心药医

1．听其自然

由于强迫型人格的主要特征是把冲突理智化，过分压抑和控制自己，因此强迫型人格障碍的纠正主要是减轻和放松精神压力，最有效的方式是任何事听其自然，该怎么办就怎么办，做了以后就不再去想它，也不要对做过的事进行评价。比如担心门没有关好，就让它没关好；课桌上的东西没有收拾干净，就让它不干净；字写得别扭，也由它去，与自己无任何关系。开始时可能会由此带来焦虑的情绪反应，但由于患者的强迫行为还远没有达到强迫症的无法自控的程度，所以经过一段时间的训练和自己意志的努力，症状是会消除的。

2．当头棒喝法

强迫型人格障碍患者把行动的自主权交给了“规矩与习惯”，把自己活泼的心智锁进了牢笼。因此要砸开锁链，打开牢笼，让曾被囚禁的自由思想主宰自己的行为。当头棒喝便是打开牢笼的妙法。所谓“棒喝”是借用禅宗中的“德山棒，临济喝”的说法。德山常以大棒惊吓学生，使执迷不悟的学生顿然开悟，而临济则以模棱两可的问题问学生，学生犹豫不能作答时，临济则大喝一声以示警醒。那些弟子为何会执迷不悟呢？原因是他们过分依赖自己头脑中呆板的教条。当一个人过分执著于经典与规矩时，他对活生生的多变的现实就常会感到无所适从。属强迫型人格的人已经习惯于按教条办事，总是按“应该如何，必须如何”的准则去做，在某种程度上像个机器人。要改变这种状况，就应努力寻找生活中的独特事件，让这些独特事件带来新的观念和解决问题的新思路、新方法，以起到“当头棒喝”的作用，改变以往墨守成规、循规蹈矩的习惯。

自己也可以制造一些“棒喝”，当预感到自己不能控制某些行为时，对自己大喝一声“停”或“不”，都是有效的，这时人的思维、行为的习惯被打乱，自我意识就能起作用了。如自己对他人办事不放心，迟疑着不肯把事情交给手下人去办时，就可以对自己大喝一声“当断则断”。在那一瞬间抛弃所有的考虑，便可当机立断，将任务很快下达给下级。

第七节 攻击型人格障碍——盲目的冲动

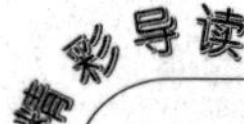
精彩导读

1. 攻击型人格障碍的常见人群
2. 攻击型人格患者解读
3. 攻击型人格障碍产生的原因及表现
4. 攻击型人格障碍的治疗与自我调适

攻击型人格是青少年期和中青年期常见的一种人格障碍。患者情绪高度不稳定，极易产生兴奋的冲动，办事处世鲁莽，缺乏自制自控能力，稍有不顺便大打出手，不计后果。患者心理发育不成熟，判断分析能力差，容易被人挑唆怂恿，对他人和社会表现出敌意、攻击和破坏行为。

攻击型人格障碍是一种以行为和情绪具有明显冲动性为主要特征的人格障碍，又称为暴发型或冲动型人格障碍。

一般说来，主动攻击型人格呈现较为持久的攻击言行，缺乏自控能力，常以他人攻击冲动为主要表现。简言之，主动攻击型人格的行为以自控能力低下为特点。

攻击型人格障碍产生的原因主要有以下几个方面：

（1）心理原因

① 角色的认同与攻击性。进入青春期的男孩，自以为已经长大成人了，而且特别热衷于男子汉角色的认同和片面理解，强调男子汉的刚毅、果断、义气、力量、善攻击等特征。因此，他们会在同龄人面前，特别是有异性在场时表现出较强的攻击性，以证明自己是一个男子汉。

② 自尊心受挫。青年男子的自尊心特别强，如果经受挫折，往往反应特别敏感、强烈。挫折是导致攻击行为的一个重要原因，“挫折攻击”理论提醒我们：生活中每个人或多或少都会有挫折，因而每个人都有攻击性；挫折越大，越可能出现攻击行为，甚至使用暴力。

③ 自卑与补偿。每个人都可因自己身体状况、家庭出身、生活条件、工作性质等产生自卑心理，有自卑心的人常寻求自卑的补偿方式。当以冲动、好斗来作为补偿的方式时，其行为就表现出较强的攻击性。

（2）生理原因

大量动物实验与临床资料表明，攻击行为有其生理基础。一些生理学家提出，小脑成熟延迟，传递快感的神经道路发育受阻，因而难于感受和体验愉快与安全，可能是攻击行为发生的因素。另外，攻击行为还与人体内分泌腺和雄性激素分泌过多有关。

（3）家庭原因

一般说来，攻击性与家庭教育有较大关系。被父母溺爱的孩子往往个人意识太强，受到限制就容易采取“还击”；专制型的家庭，儿童常遭打骂，心理受到压抑，长期郁结于内心的不满情绪一旦爆发出来，往往会选择较为激烈的行为来发泄积怨，而且，“种瓜得瓜，种豆得豆”，孩子还会模仿家长的攻击行为。

（4）社会原因

武打、凶杀的小说和电影使缺乏分析的青年人容易产生模仿和认同。另外，社会上流行的“老实人吃亏”的观念也常使青年人产生攻击性行为。

心病还需心药医

1. 正确对待挫折

人生在世会有这样或那样的挫折，要正视挫折，总结经验，找到受挫折的原因并加以分析，而不是一遇挫折就采取攻击行为。通过各种手段培养心理的承受能力，并能对挫折采取积极的富有建设性的措施。

（1）培养必要的涵养。大事化小，小事化了；将心比心互相尊重；适度容忍宽以待人，避免产生攻击行为。

（2）升华作用。即使受挫，也要尽量转移到较高的需要与目的上去，把攻击的能量转移到学习、工作上来。

（3）补偿作用。受挫后，尽量用另一种可能成功的目标来补偿代替，以获得集体、他人对自己的承认，充分表现自己的能力，获得心理上的快慰感。

（4）积极的表率作用。“榜样的力量是无穷的”，尽量让他们学习好的行为榜样，从积极的方面引导他们。

2．正确认识自己

开展青春期有关生理、心理方面的教育，使其能正确认识自己，认识自己外部的变化和心理的变化。

3．寻找释放渠道

开展多种形式的业余文艺、体育活动，让青春期男孩体内的内在能量寻找一个正常的释放渠道。

4．培养多种爱好

培养各种爱好和兴趣，使其情操得到陶冶，从而健康成长。

第八节　离开“依赖”你会更坚强

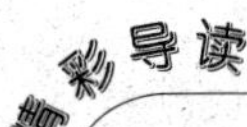

1. 依赖型人格障碍的特点
2. 依赖型人格产生的原因
3. 依赖型人格障碍的治疗与自我调适

依赖型人格障碍是日常生活中较为常见的人格障碍，依赖型人格对亲近与归属有过分的渴求。这种渴求是强迫的、盲目的、非理性的，与真实的情感无关。依赖型人格的人宁愿放弃自己的个人兴趣、人生观，只要他们能找到一座靠山，时刻得到别人对他的温情就心满意足了。依赖型人格的这种处世方式使得他们越来越懒惰、脆弱，缺乏自主性和创造性。由于处处委曲求全，依赖型人格障碍患者会产生越来越多的压抑感，这种压抑感会使他们渐渐放弃自己的追求和爱好。

心理学家霍妮在分析依赖型人格时指出了这种类型的人有几个特点：

（1）深感自己软弱无助，有一种“我真可怜”的感觉。当要自己拿主意时，便感到一筹莫展，像一只迷失了港湾的小船，又像失去了父母的小姑娘。

（2）理所当然地认为别人比自己优秀，比自己有吸引力，比自己能干。

（3）无意识地倾向于以别人的看法来评价自己。

依赖型人格源于人类发展的早期。幼年时期儿童离开父母就不能生存，在儿童印象中保护他、养育他、满足他一切需要的父母是万能的。他们总想依赖父母，总怕失去这个保护神。这时如果父母过分溺爱，鼓励子女依赖父母，不让他们有长大和自立的机会，以致久而久之，在子女的心目中就会逐渐产生对父母或权威的依赖心理，成年以后依然不能自主。缺乏自信心，总是依靠他人来做决定，终身不能负担起选择采纳各项任务、工作的责任，形成依赖型人格。

心病还需心药医

1．重建自信法

如果只简单地破除了依赖的习惯，而不从根本上找原因，那么依赖行为也可能复发。重建自信法便是从根本上加以矫正、治疗依赖型人格障碍。

第一步，消除童年不良印迹。依赖型的人缺乏自信，自我意识十分低下，这与童年期的不良教育在心中留下的自卑痕迹有关。你可以回忆童年时父母、长辈、朋友对自己说过的具有不良影响的话，例如，“你真笨，什么也不会做”、“瞧你笨手笨脚的，让我来帮你做”等。你把这些话语仔细整理出来，然后一条一条加以认知重构，并将这些话语转告给你的朋友、亲人，让他们在你试着干一些事情时，不要用这些话语来指责你，而要热情地鼓励、帮助你。

第二步，重建勇气。你可以选做一些略带冒险性的事，每周做一项，如：独自一人到附近的风景点做短途旅行；独自一人去参加娱乐活动或一周规定一天“自主日”，这一日不论什么事情，决不依赖他人，通过做这些事情，可以增加你的勇气，改变你事事依赖他人的弱点。

2．习惯纠正法

依赖型人格的依赖行为已成为一种习惯，治疗首先必须破除这种不良习惯。清查一下自己的行为中哪些是习惯性地依赖别人去做，哪些是自己做决定的。你可以每天做记录，记满一个星期，然后将这些事件按自主意识强、中等、较差分为三等，每周一小结。

依赖行为并不是轻易可以消除的，一旦形成习惯，你会发现要自己决定每件事实在很难，可能会不知不觉地回到老路上去。为防止这种现象的发生，简单的方法是找一个监督者，最好是找自己最信赖的那个人。

第九节　职业女性：别让依赖成为习惯

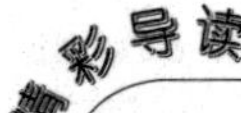

1. 职业女性心理依赖的类型
2. 心理依赖的表现
3. 产生心理依赖的原因
4. 摆脱依赖的心理治疗

她们与男性一样地出入写字楼上下班、一样地参加谈判与对手据理力争、一样甚至更出色地完成工作。越来越多的职业女性在竞争激烈的职场上用自己的实力在男性同事间赢得了无可置疑的尊重。然而，相当多的职业女性对身边的男同事、男上司，甚至男性部下有潜意识的依赖感。一般情况下，职业女性心理依赖的类型有以下几种：

(1) 缺乏独立型：这类女性产生依赖心理的根本原因是不够独立。这种依赖心理是女性缺乏自立意识和自主能力的表现，很可能是对现有的工作还无法轻松胜任，因此觉得工作“反正有领导安排”，甚至不敢单独去会见客户谈判，也不大愿意主动与客户联系。

(2) 缺乏自信型：也可以说是畏惧困难。传统的社会文化始终把女性塑造为柔弱的、需要保护的对象，这给她们意志力的形成带来较大的影响，因而遇到困难时总希望有人来帮助自己。甚至有的女性作为老板，或部门领导者，在遇到困难时不能够保持自信，不能够勇敢地面对，过多地消耗了她们的精力和时间，影响事业的发展。文小姐在大学里性格内向，缺乏自信。但在工作后判若两人，通过自己的不懈努力，在某公司进出口部独当一面，工作相当出色。丑小鸭成了白天鹅，精神面貌焕然一新。但当她突然面临一个业务上的困境，连续几天加班到深夜还是没有解决的迹象时，她工作几年来树立的自信迅速垮掉了，觉得自己的能力不够，转而过度依赖男同事，连其他自己以前能从容应付的工作都觉得自己做不好了。这类女性的依赖性在工作进展特别不顺利的时候表现尤为明显，那时她们会怀疑自己的能力，想要别人的帮助。

（3）拒绝责任型：责任与权利从来都是孪生兄弟，在独立做出决定的时候，往往意味着你要独立承担责任和后果。有的女性在工作中一有问题便依赖身边的男同事或领导，很谨慎地不愿做出自己的决定，根本原因在于不愿承担由此带来的责任。

（4）寻求认可型：有些女性在征求男同事意见时并不是特别在乎对方的回答。但她需要机会让同事知道她的工作内容，需要大家认为“瞧，她很努力”！这样她感到工作被别人认可了，从而获得心理上的满足。所以她们的倾诉、抱怨或者是征询意见，有时候只是一种交流，一种展示自己的方式，而不是很在乎对方的回答。通过这种交流，她们感觉自己的工作被他人理解、被认可，一定程度上满足了自我实现的欲望。

（5）渴望支持型：并不是所有女性对男同事都有依赖的感觉。有的女性在一个问题已有决定的情况下，还是会向身边的人征求意见。她们之所以再询问，是从心里期待别人做出和她一样的判断，是希望别人能得出和自己一样的结论。因为女性比男性更在乎群体的评价，更喜欢群体的活动，比如结伴逛街购物、健身练习等。在群体中，共同的目标和行为会给女性带来安全感。“大家都这么认为的”，从而感觉获得了支持，对自己的决定更有信心。产生这种心理依赖的原因有许多：传统文化的影响。按照传统的文化规范，只是男性才应有雄心勃勃的进取精神、支配力、权力欲和咄咄逼人的侵犯性与竞争欲，才应有“齐家、治国、平天下”的重任；而女性若要拼命地出人头地，有强烈的成就欲则是反常的，难以理解的。人们显然把柔弱和依赖看成是女性的天然标签。

多重社会角色的矛盾。一般说来，女性所承担的各种社会角色之间的冲突比男性多。工作单位要求她们具有敬业、进取和开拓精神，但在家里她们都被要求成为温柔、贤惠和本分的妻子和母亲。女性的这种社会工作角色与家庭生活角色发生矛盾时，往往两种角色都会受到影响，在家偶尔会露出莫名其妙的傲气，在公司也很可能产生过多地依赖心理。她们需要处理好家庭和事业的关系，保持心理的平衡。绝大部分男性喜欢温柔顺从的女性，喜欢河东狮吼的恐怕要算另类了。所以当有女性向他们求助时，除非有深仇大恨，一般都是很乐意拔刀相助的。看到身边的女性对自己有依赖感，大部分男性都会暗自得意，似乎满足了一种虚荣心。但对于有过分依赖倾向的女性，又会觉得“女人真麻烦”！因为男性可以接受的是“适度依赖”。什么是适度？既让男性有救人于危难中的自豪感，又不要难得把自己累倒，或是根本帮不上忙反而让他们出丑。所以，女人依靠久了，就再也起不来了。总之，职业女性首先还是女性，所以她们的心理依赖是很难完全克服的。其实也没必要完全克服，职业女性适当的依赖正是她们比男同事亲切、容易接近的表现。合适的表达这种依赖感，反而有助于建立同事间的融洽关系，这正是女性的优势所在。

心病还需心药医

1. 学会独立

在工作中要表现出良好的自立意识和自主能力。

2. 要有自信

不要畏惧困难，遇到困难时不要总希望有人来帮助自己。在遇到困难时要保持自信，勇敢地面对，也不要过度依赖男同事，不要怀疑自己的能力。

3. 勇敢承担责任

责任与权利从来都是孪生兄弟，在独立做出决定的时候，往往意味着你要独立承担责任和后果。所以不要在工作中一有问题便依赖身边的男同事或领导，要自己做出决定，也不要惧怕由此带来的责任。

4. 谨慎过度，渴求支持

并不是所有女性对男同事都有依赖的感觉。有的女性在一个问题已有决定的情况下，还是会向身边的人征求意见。她之所以再询问，是在心里她期待别人做出和她一样的判断，是希望别人能得出和自己一样的结论。必要时要坚持自己的观点，不要认为大家的认同都是正确的。

第六章

带你走出心理异常的阴影

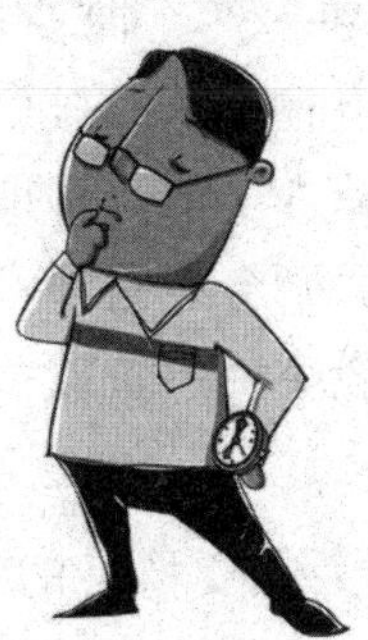

第一节　精神上的流行性感冒——抑郁症

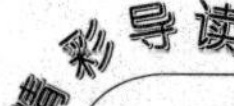
精彩导读

1. 什么是抑郁症
2. 抑郁症的表现
3. 抑郁症产生的病因
4. 造成抑郁症的不良心态
5. 抑郁症的自我心理调节

抑郁是人们常见的情绪困扰，是一种感到无力应付外界压力而产生的消极情绪，常常伴有厌恶、痛苦、羞愧、自卑等情绪。它不分性别年龄，是大部分人都有的经历。对大多数人来说，抑郁只是偶尔出现，历时很短，很快就会消失，但对有些人来说，则会经常地、迅速地陷入抑郁的状态而不能自拔。当忧郁一直坚持下去，愈来愈严重以至于无法过正常的日子，即称为“抑郁症”。

抑郁症是一种以心境低落为主要特征的综合症，有别于正常的情绪低落，其基本表现是：心境显著而持久的低落，同时伴有相应的思维和行为异常，患者情绪低落，自卑忧郁，甚至悲观厌世，可有自杀企图或行为。

抑郁症在西方社会被称为“精神上的流行性感冒”，其传播范围之广，受其影响之容易，可以用“流感”二字来形容。在东方，抑郁症也并不少见，尤其是中国人，性格内向，往往不愿透露真实思想，宁愿被抑郁情绪折磨，也不愿向精神病专家进行心理咨询。

抑郁症作为一种常见的精神障碍，可有下述各种围绕着情感活动的心理障碍表现：沮丧、忧愁、悲伤、情绪波动大，易激动发怒、恐惧、沉默无语、无聊感、情感淡薄、自责、有罪恶感、认为自己是没有价值的人、低估自己能力、缺乏自尊、有严重的挫折感、没有满足感、对事物丧失兴趣、对前途悲观失望、有自杀意念、社交退缩、注意力不集中、犹豫不决、不能控制地回想旧事、健忘、缺乏决断力、意志力明显减低等等。这些都是临床上人们可以轻易观察到的抑郁症患者的心理障碍表现，而从发病过程或病因上来看，心理方面的因素对于抑郁症来说更具有十分重要的作用。事实上，在关于抑郁症的诸种病因学说中，心理学理论一直占据着十分重要的位置。

导致抑郁症发生的病因，一般以明显的精神创伤为诱因，如生活中的不幸遭遇、事业上的挫折、不受重用、人际关系不和等。抑郁症也与人的性格有密切联系，这类人的性格特征一般为内向、孤僻，多愁善感和依赖性强等。抑郁症对人的危害是很大的，它会彻底改变人对世界以及人际关系的认识，甚至会以自杀来结束自己的生命。有学者研究认为，自杀身亡的前苏联著名小说家法捷耶夫、日本著名小说家川端康成、美国著名小说家海明威和台湾女作家三毛等人，身前都患有抑郁症。

抑郁症被称为当今世界的第一大心理疾病。著名心理学家马丁·塞利曼将抑郁症称为精神病学中的“感冒”。在人的一生中，有三个时期较易得抑郁症，即青春期的后段、中年及退休后，老年人也常常出现抑郁症。

一般而言，抑郁的产生主要是由于性格原因，所以我们首先要做的事就是改变自己看问题的方式，调整自己的心态。

造成这种情绪上的不良状态，主要与八种心态有关：

（1）自卑心理。有些人总习惯用悲观、消极、绝望的观点看问题，不自觉地具有自卑心理，在自卑的指引下，认为自己处处不如别人。例如当看见别人取得某种成功，就会想“人家有本事，我不能跟人家比”。如果自己遇到挫折，不去从根本上找原因，而是想“我的运气本来就不好”，毫无根据地自怨自艾或愤世嫉俗，导致本来松弛的情绪又开始变得紧张。

（2）自我评价过低。有的人把一般性过失、欠缺、挫折和困难看得过于严重，似乎做了不可挽回的错事。生活中总是过分夸大自己的不足和过低估计自身的长处，做事时常常灰心大于信心。

(3) 扩大推理。有的人把自己的不良感觉当成事实的证据。

(4) 走极端。这种现象表现为运用非此即彼的方式思考问题，不是白就是黑。这种人一遇挫折便有彻底失败的感觉，进而觉得自身已不具任何价值，失去自信。

(5) 以偏概全。认为事情只要发生一次，就会不断重现。生活中遇到困难与不幸，即认为困难、不幸会重复出现。一次恋爱失败，就认为以后也不会找到真心的爱人。

(6) 消极思维。有的人遇事总想消极的一面，就像戴了一副变色镜看问题，滤掉了所有的光明，整个世界看起来暗淡无光，都是灰色的。他们常常用一个忧郁的假设支配着自己的思想，对事物只抓住它的消极部分，并牢牢记住。

(7) 敏感多疑。有些人无事生非，终日担心自己将大病临头，遇事往往自我推断，主观猜疑，杞人忧天。

(8) 自责自罪。有的人总是主动承担别人的责任，并且妄下结论，认为一切坏的结果都是自己的过失和无能所致。比如有些无意中的过失，别人并没有计较，或者早已忘掉了，他们却还会忧心忡忡，担心别人对他们有看法、有成见。这些人过分注意别人脸色，以至遇事束手无策，不敢行事，或者自暴自弃，不能有所进取。此种变形的自卑、内疚心理来源于人格的变形和过分的责任感及义务感。以上的错误认知，导致了许多人陷入抑郁困境而不能自拔。

再有就是生活中的一些事件、挫折也会导致抑郁，比如患了重病、顽疾，家庭出现了大的纠纷，工作、事业遭到了重大失败等等。

那么，怎样才能通过自我心理调节来消除抑郁呢？所谓自我心理调节，是指不依赖心理医生或其他专业人员，自己通过心理调适、自己训练、自我心理保健等方法，消除忧郁，恢复健康的纯心理。

心病还需心药医

1．目标合理

学会自我称赞，自我欣赏，培养自信，坦然对待不良刺激，以保持情绪稳定，心境良好。如果你充满信心，“结果”就会朝好的方向走。有位成功人士说过这样一句话：“如果你知道要往哪个方向去，世界会为你让出一条路来！”

2. 扩大人际交往

悲观的人周遭大部分都是悲观者，而乐观的人身边亦多为乐观者，因此要想改变命运，你必须要向乐观者学习。不要拘泥于自我这个小天地，应该置身于集体之中，多与人沟通，多交朋友，尤其多和精力充沛、充满活力的人相处。这些洋溢着生命活力的人会使你更多地感受到事物的光明和美好。

3. 自己调节情绪，逐步改善心境，从而使生活重归快乐

要想消除抑郁情绪，首先应该停止对自身及周围世界的埋怨，明确自己的认知错误来源于以感觉作依据来思考问题。因为感觉不等于事实。每当你焦虑抑郁时，切记以下几个关键步骤：

（1）记录。瞄准那些自然消极的想法，并把它们记下来，别让它们占据你的大脑。

（2）反思。

（3）改变思维方式，调整心态。

以客观的想法取代扭曲的认知，彻底驳斥那些让你自己瞧不起自己、自寻烦恼的谬论。一旦开始这些步骤，你就会感到精神振奋，自尊心增强，无价值感就会烟消云散。

要客观评价自己和他人——不妄自尊大，更不妄自菲薄，看清自己的长处，建立自尊，增强自信。不盲目地把自己同别人做比较，不管别人是否比你得到更多的好处，你都不要在意，重要的是自己的感觉。常以积极健康的心态鼓励自己，从中体验到更多的成功和快乐。

要看到事物的光明面——不把事物看成是非黑即白，遇到不愉快的事，要从好处和积极方面着想，以微笑面对痛苦，以乐观战胜困难。

转换不愉快的记忆画面——人的头脑对画面的记忆远胜于文字及言语。为什么过得不快乐？是因为脑海中有不愉快的画面。所以，修改脑中画面，创造活力，这是决定我们幸福人生的关键。一些不愉快的画面你可以重新定义，发掘里面的主角、配角的种种可笑虚伪之处，重新诠释定义，有助于情

绪的转换。

4. 学会宣泄

要善于向知心朋友、家人诉说自己不愉快的事。当处于极其悲哀的痛苦中时，要学会哭泣。另外，多参加文体活动、写日记、写不寄出的信等等，都可以帮助消除心理紧张，避免过度抑郁。

5. 饮食疗法

吃糖类食品对脑部似乎有安定的作用，蛋白质则可提高警觉性。要多吃含有必需脂肪酸和（或）糖类的蛋白质的食物。避免进食富含饱和脂肪的食物、猪肉或油炸食物。脂肪会抑制脑部合成神经冲动传导物质，并造成血球凝集，导致血液循环不良，尤其是脑部。所以，尽量让自己的饮食可以综合糖类和蛋白质这两种营养素，让脑部活动达到平衡。

6. 多接受阳光及运动

多接受阳光与运动对于抑郁症病人有有利的作用。多活动活动身体，可使心情得到意想不到的放松，阳光中的紫外线可或多或少改善一个人的心情。

7. 养成良好的生活习惯——尽可能地使生活有规律

规律与安定的生活是抑郁症患者最需要的，早睡早起，按时起床、按时就寝、按时学习、按时锻炼等等有规律的活动会简化你的生活，使你有更多的精力去做别的事情，保持身心愉快。而多完成一件事，就会使你多一份成就感和价值感。

第二节　解除内心的焦虑

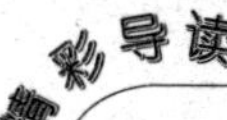

1. 什么是焦虑症
2. 引起焦虑的原因
3. 焦虑产生的后果
4. 焦虑发作时如何控制
5. 焦虑心理的自我调适

在你面临一次重要的考试以前，在你第一次和某一位重要人物会面之前，在你的老板大发脾气的时候，在你知道孩子得了某种疾病的时候，你可能都会感到焦虑不安。

焦虑是指人们对于所处的不良环境产生的一种不愉快的情绪反应。由于有焦虑的产生，迫使人们萌生出逃避或摆脱这种不良环境的主观意愿，故在一定程度上，焦虑是一种“保护性反应”。任何人在一生中不可能一帆风顺，因此，每一个人都会有不同程度的焦虑体会。在正常情况下，人们针对所接触的环境或事务可以产生出不同的情绪反应。

随着处境的改善，产生的症状会慢慢消失，情绪趋于稳定，这就不能算病。只有对那些发生在日常生活中的很小挫折便会引起强烈的情绪反应的人来说才能算病。在临床上，我们把由于很轻的原因所引发的，以比较严重焦虑为中心的一组症状称为“焦虑症”。按照现代心理学的划分，焦虑症属于中度心理不健康的范畴。随着社会发展和竞争的日益激烈，患焦虑症的人数不断上升。

人们为什么会面临如此众多的焦虑？我们必须从自然界、社会、人的心理及认识活动以及人格特征来分析。这些因素可以概括为：

（1）意外的天灾人祸。意外的天灾人祸会引起紧张、焦虑和失落感或绝望，甚至认为一切都完了，等待破产、毁灭或死亡。假如碰到意外不幸时，建议你正视现实，不低头，不信邪，昂起头，挣扎着前进，灾难是会有尽头的，忍耐下去，一定会走出暂时的困境。有时往往会“山重水复疑无路，柳暗花明又一村”，出现“绝处逢生”的局面。有时乍看起来是件祸事，过后说不定又是一件好事。人生就是这样包含着“祸兮福所倚，福兮祸所伏”，好与坏，幸福与不幸的辩证关系。

（2）追求完美化。在工作、生活、健康方面稍不如意，就十分遗憾，心烦意乱，长吁短叹，充满了过度的、长久的、模糊的焦虑和担心，这些担心和焦虑却没有一个明确的原因。虽然这些担心、焦虑与正常的、由现实危机引起的担心、焦虑很相像。比如，他们会成天为家里的经济情况而担忧，即使他们的银行账户上的存款远远超过了六位数；或者他们会成天为自己孩子的安全担心，生怕在学校里出了什么事；更多的时候他们自己也不知道为了什么，就是感到极度的焦虑。须知，世间只有相对完美，无绝对完美。世界及个体就是在不断纠正不足，追求真善美中前进。应该“知足常乐”、“随遇而安”，决不做追名逐利的奴隶，为自己设置太多精神枷锁，过得太累，把生命之弦拉得太紧。

（3）没有迎接人生苦难的思想准备，总希望一帆风顺、平安一世。其实不然，正如宇宙的自然规律一样，人生自始至终都充满了矛盾，绝无世外桃源。人一降临人间，就会面临生老病死苦的磨难。没有迎接苦难思想准备的人，一遇到矛盾，就会惊慌失措，怨天尤人，大有活不下去之感。其实，“吃得苦中苦，才能甜上甜”，要学会解决矛盾并善于适应困境。

（4）神经质人格。这类人的心理素质不佳，对任何刺激均敏感，一触即发，对刺激做出不相应的过强反应，承受挫折的能力太低，自我防御本能过强，甚至无病呻吟，杞人忧天。他们眼中的世界无处不是陷阱，无处不充满危险。他们整日提心吊胆，脸红筋胀，疑神疑鬼，如此心态，怎么不焦虑。

焦虑并不是坏事，适当的焦虑，对个体的生存保持警觉性，激发人的积极性，对促进个人和社会的进步都有好处。焦虑往往能够促使你鼓起勇气，去应付即将发生的危机。但是如果你有太多的焦虑，以至于达到焦虑症，这种情绪就会起到相反的作用——它会妨碍你去应付、处理面前的危机，甚至妨碍你的日常生活。

焦虑不仅可以引起心理上的变化，也可引起生理上的一系列变化。焦虑时，心烦意乱、坐立不安，搓手顿足、心绪不宁，甚至有灾难临头之感。工作学习时不能集中注意、杂念万千，做事犹豫不决。焦虑会影响睡眠，引起失眠、多梦或噩梦频繁，白天头昏脑涨，感觉过敏，怕噪音、强光及冷热，容易激动，常会有不理智的激情发作。生理方面，出现唇焦舌燥、口渴、多汗、心悸、血压升高及发热感，同时大小便次数增多。

长期处于焦虑状态可以引起诸多疾病，如焦虑性神经官能症，高血压、糖尿病、神经性皮炎等心身疾病。急性焦虑发作时，往往易引起脑血管破裂或心肌梗塞而死亡，故应对焦虑发作给予及时处理及治疗。

下面是一种简单有效的控制焦虑发作的方法，包括四个步骤：

① 找原因：长时间坐着突然站起时，头晕是正常的，并不是什么不祥的预兆。每个人都会有头晕、心跳加快、胸闷的时候，那只是正常的生理反应。在这些反应发生时，要先找到原因，以便采取相应措施控制焦虑发作。

② 叫停：一旦你感到有某种身体的不适（比如心跳加快、头晕），同时有某种不祥的预感时，立刻说“停止”。如果你曾经发作过焦虑症或正处于焦虑症发作时期，可以在手腕上套一个橡皮圈，在你说停止时，拉一下橡皮圈弹自己的手腕。

③ 转移注意力：转移注意力就是把注意力集中在与你目前的感觉无关的事情上，使自己无暇进行灾难性的推测。调动你所有的感官去注意周围环境：假设你走在一个广场上，你感到隐隐的不安，马上去注意广场周围有什么建筑？这些建筑有什么特点？你以前进去过吗？假设你正参加一个集会，不祥之感袭来，你马上观察你旁边的人或是某个主持人在说什么？干什么？

④ 控制呼吸：焦虑症发作时病人呼吸急促，这会导致二氧化碳减少，进一步加剧身体症状，如头晕、四肢刺痛。控制呼吸的方法必须每天坚持练习多次。在你练习的时候，它已经在帮助你降低对焦虑的易感度。更重要的

是，如果不能达到不假思索地使用这种呼吸法，在焦虑发作时是派不上用场的。

心病还需心药医

1．自我疏导

轻微焦虑的消除，主要是依靠个人。当出现焦虑时。首先要意识到自己这是焦虑心理，要正视它，不要用自认为合理的其他理由来掩饰它的存在。其次要树立起消除焦虑心理的信心，充分调动主观能动性，运用注意力转移的原理，及时消除焦虑。当你的注意力转移到新的事物上去时，心理上产生的新的体验有可能驱逐和取代焦虑心理，这是一种人们常用的方法。

2．要有一个良好的心态

首先要乐天知命，知足常乐。古人云："事能知足心常惬。"老年人对自己的一生所走过的道路要有满足感，对退休后的生活要有适应感。不要老是追悔过去，埋怨自己当初这也不该，那也不该。理智的老年人不注意过去留下的脚印，而注重开拓现实的道路。其次是要保持心理稳定，不可大喜大悲。"笑一笑十年少，愁一愁白了头"，"君子坦荡荡，小人常戚戚"，要心宽，凡事想得开，要使自己的主观思想不断适应客观发展的现实。不要企图让客观事物纳入自己的主观思维轨道，那不但是不可能的，而且极易诱发焦虑、忧郁、怨恨、悲伤、愤怒等消极情绪。其三是要注意"制怒"，不要轻易发脾气。

3．自我放松

（1）活动你的下颚和四肢。当一个人面临压力时，容易咬紧牙关。此时不妨放松下颚，左右摆动一会儿，以松弛肌肉，疏解压力。你还可以做扩胸运动，因为许多人在焦虑时会出现肌肉紧绷的现象，引起呼吸困难。而呼吸不顺可能使原有的焦虑更严重。欲恢复舒坦的呼吸，不妨上下转动双肩，并配合深呼吸。举肩时，吸气；松肩时，呼气，如此反复数回。

（2）幻想。如闭上双眼，在脑海中创造一个优美恬静的环境，想象在大海岸边，波涛阵阵，鱼儿不断跃出水面，海鸥在天空飞翔，你光着脚丫儿，走在凉丝丝的海滩上，海风轻轻地拂着你的面颊……

（3）放声大喊。在公共场所，这方法或许不宜，但当你在某些地方，例如私人办公室或自己的车内，放声大喊是发泄情绪的好方法。不论是大吼或尖叫，都可适时地宣泄焦躁。

4．自我催眠

焦虑症患者大多数有睡眠障碍，很难入睡或突然从梦中惊醒，此时你可以进行自我暗示催眠。如：可以数数，或用手举书本阅读等，促使自己入睡。

5．自我反省

有些神经性焦虑是由于患者对某些情绪体验或欲望进行压抑，压抑到无意识中去了，但它并没有消失，仍潜伏于无意识中，因此便产生了病症。发病时你只知道痛苦焦虑，而不知其因。因此在此种情况下，你必须进行自我反省，把潜意识中引起痛苦的事情诉说出来。必要时可以发泄，发泄后症状一般可消失。

第三节 听其自然，舒缓你的强迫心理

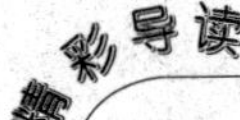

1. 什么是强迫症
2. 强迫症产生的病因
3. 强迫症的症状及表现
4. 强迫心理的自我调适

强迫症又称强迫性神经症，是病人反复出现的明知是毫无意义的、不必要的，但主观上又无法摆脱的观念、意向的行为；其表现多种多样。如：反复检查门是否关好，锁是否锁好；常怀疑被污染，反复洗手；反复回忆或思考一些不必要的问题；出现不可控制的对立思维，担心由于自己不慎使亲人遭受飞来横祸；对已办妥的事缺乏应有的满足感……

国内临床医学专家将强迫症的表现分为强迫观念、强迫意向和行为两大部分。

所谓强迫观念，是指当患者见到或听到某一事物时，便出现不安的联想。例如，看见黑纱，便联想到死亡或即将大难临头，心情非常紧张。有些病人每当接触到某些概念和词句，就会联想到和它相近或相反的概念。比如听别人说“安全”、“友好”，则脑子里立即闪现出“危险”、“敌对”等概念。有的患者反复深究自然现象或日常生活事件发生的原因，如“世界为什么存在”、“树木为什么向上生长”等。病人明知思考这些问题毫无必要，但又控制不住自己去思考。

所谓强迫意向和行为，是指病人常为某种与正常相反的意向所纠缠。例如，走到河边或井边，老想往下跳，但又害怕真的会跳下去。有的患者有强迫行为，如离家后反复回来检查门窗是否关好或锁好，或书写后反复检查是否写错字。有的患者常怀疑自己的手或衣服被玷污了，虽然反复洗了几次，仍不放心。有的患者每当见到电线杆、台阶、柱子等，便不由自主地依次点数，明知毫无必要，但不数就会感到心里不安，甚至漏掉了又得从头数起。有的患者常重复某种动作，以解除内心的不安，如一个胳膊碰椅子，另一个胳膊也一定要碰一下椅子；进门一定要左脚先迈，否则要退回去再走一遍。

关于强迫症的发病原因并未查明，其中遗传因素、强迫性性格特征及心理社会因素均在强迫症发病中起作用。

（1）遗传因素：该症有一定的家族遗传倾向。作为一种遗传特征的红细胞（ABO）血型，与强迫症关联的研究发现，强迫症有较高的A型发生率和较低的O型发生率。

（2）性格特征：1/3强迫症患者病前具有一定程度的强迫人格，其同胞、父母及子女也多有强迫性人格特点。其特征为拘谨、犹豫、节俭、谨慎细心、过分注意细节、好思索、要求十全十美，但又过于刻板和缺乏灵活性等。

（3）精神因素：凡能造成长期思想紧张、焦虑不安的社会心理因素或带来沉重精神打击的意外事故均是强迫症的诱发因素。

在强迫症的发生中，社会心理因素是不可忽视的致病因素之一。当躯体健康不佳或长期身心疲劳时，均可促进具有强迫性格者出现强迫症。关于发病机理也有不同解释：巴甫洛夫学派认为在强烈情感体验影响下，大脑皮质兴奋或抑制过程过度紧张或相互冲突形成孤立的病理惰性兴奋灶，是强迫观念的病理生理基础。心理动力学派认为强迫症状来源于被压抑的攻击性冲动或“性欲望”。有人用学习理论解释强迫观念是激发焦虑的刺激和该观念间建立条件联系的结果。关于活动过度可能与强迫症的发生有关的说法，尚缺少使其结构或功能改变的直接证据。

强迫症的症状表现多种多样，既可为某一症状单独出现，也可为数种症状同时存在。在一段时间内症状内容可相对的固定，随着时间的推移，症状内容可不断改变。

（1）强迫观念。

①强迫回忆：反复回忆曾经做过的无关紧要的事，虽明知无任何意义，却不能克制，非反复回忆不可。

②强迫疑虑：对自己的行动是否正确，产生不必要的疑虑，要反复核实。如出门后疑虑门窗是否确实关好，反复数次回去检查，不然则感焦虑不安。

③强迫联想：反复想象一系列不幸事件会发生，虽明知不可能，却不能克制，并激起情绪紧张和恐惧。

④强迫对立思维：两种对立的词句或概念反复在脑中相继出现，从而感到苦恼和紧张，如想到“拥护”，立即出现“反对”；说到“好人”时即想到“坏蛋”等。

⑤强迫性穷思竭虑：对自然现象或日常生活中的事件进行反复思考，明知毫无意义，却不能克制，如反复思考：“房子为什么朝南而不朝北。”

(2) 强迫动作

①强迫洗涤：反复多次洗手或洗物件，心中总摆脱不了“感到脏”，明知已洗干净，却不能自制而非洗不可。

②强迫检查：通常与强迫疑虑同时出现。患者对明知已做好的事情不放心，反复检查，如反复检查已锁好的门窗，反复核对已写好的账单、信件或文稿等。

③强迫计数：不可控制地数台阶、电线杆，做一定次数的某个动作，若漏掉了要重新数起，否则感到不安。

④强迫仪式动作：在日常活动之前，先要做一套有一定程序的动作，如睡前要按一定程序脱衣、鞋并按固定的规律放置，否则就会感到不安而重新穿好衣、鞋再按程序脱。

(3) 强迫意向。在某种场合下，患者出现一种明知与当时情况相违背的念头，却不能控制这种意向的出现，十分苦恼。如母亲抱小孩走到河边时，突然产生将小孩扔到河里去的想法，虽未发生相应的行动，但患者却十分紧张、恐惧。

“强迫症”并不可怕，关键在于你能否勇敢理智地面对它，战胜它，让它再也“强迫”不了你。如果你有此决心，请你不妨根据自己的情况试试以下几种自我心理疗法。

心病还需心药医

1．听其自然法

此法在于减轻和放松精神压力，任何事情听其自然，经过一段时间的努力来克服由此带来的焦虑情绪，症状便会慢慢消除。

2．刨根究底法

根据精神分析学说，让患者意识到造成心理疾病的真正原因，有助于症状的消除，所以你可以依靠自己或亲人从以下几条线索来探究童年的创伤性事件：

（1）幼时受过的伤害性事件。

（2）幼时对他人造成的伤害性事件。

（3）幼时与你最仇恨的人和你最歉疚的人在一起生活的经历。同时你还应该探究症状的最初起因和隐藏的含义。

3．满灌法

简单地说，就是一下子让你接触到最害怕的东西。比如说你有强迫性的洁癖，请你坐在一个房间里，放松，轻轻闭上双眼，让你的助手在你的手上涂上各种液体，而且努力地形容你的手有多脏。这时你要尽量地忍耐。当你睁开眼，发现手并非你想象得那么脏，对思想会是一个打击；若确实很脏，你洗手的冲动会大大增强，这时你的助手将禁止你洗手，你会很痛苦，但要努力坚持住，随着练习次数的增加，焦虑会逐渐消退，但此法适合意志力较强的人。

4．当头棒喝法

当你开始进行强迫性的思维时，对自己大声喊“停”，或给助手信息让他喊“停”，但要注意信息要给得及时。当你在自疗的过程中遇到困难时，请别忘了向你身边的朋友或心理学家寻求帮助，大喊一声“我不要受‘强迫’”！

5．系统脱敏法

先学会放松的方法，然后由易到难列出强迫性行为的次数和激怒情境，再对每种情境下的强迫行为逐渐进行放松脱敏，就洗手癖而言，应一步步地减少洗手时间，增加脏物的刺激量，依次执行下去。

第四节　克服疑病症——其实你很健康

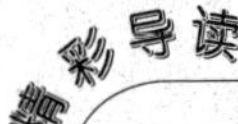

精彩导读

1. 什么是疑病症
2. 疑病症的发病原因
3. 疑病症症状及表现
4. 疑病症的自我心理调节

生病看医生，这是正常现象。可是有的“病人”反反复复看医生，却始终查不出是什么病，这就令人费解了。其实，这种人确实有病，只是他的病不是在身上，而是存在于思想上、精神上。从医学心理学上讲，这种病叫做“疑病性神经官能症”，简称为“疑病症”。

这类患者对自己身体的变化特别警觉，身体功能任何微小变动如心跳、腹胀等都会引起患者注意。而这些在正常人看来微不足道的变化，却使患者特别关注，不自觉地加以夸大或曲解，成为患了严重疾病的证据。在警觉水平提高的基础上，一般轻微的感觉也会引起患者明显不适或严重不安，感到难以忍受，从而使患者确信自己患了某种严重疾病。尽管各种检查结果并不支持患者的揣测，医生也耐心解释、再三保证患者并无严重疾病，其往往对检查结果的可靠性持怀疑态度，对医生的解释感到失望，仍坚持自己的疑病观念，继续到各医院反复要求检查或治疗。由于患者的注意力全部或大部分集中于健康问题，以致学习、工作、日常生活和人际交往常受到明显影响。

疑病症是由于亲友或熟悉的人患病，或由于曲解了医生的言语，或由于误信了不正确的科普宣传，产生了对自身健康状况的过度关注和担心，误以为自己生了重病，如担心自己得了“癌”、“心脏病”、“艾滋病”等，以致把轻度的身体不适、正常的血管跳动和骨骼隆起以及含糊的检查资料作为患病证据，虽多次检查结果正常和医生的一再解释，但都不能使病人解脱。这是一种心理疾患。

疑病症患者病前常有过分关注自身健康，要求十全十美或固执、吝啬、谨慎等性格特征，男患者常有强迫性特点，女患者中具有癔症性格者较多。约1/3患者是由躯体疾病所诱发，少数患者可能是医源性。心理社会因素的强化作用在疾病持久方面起一定作用。

患者病前个性常常是敏感、多疑、主观、固执、自我中心、自怜和孤僻，可因躯体疾病后衰弱状态而促发，也可由于环境的变迁、个体生理、心理条件的改变，如月经初潮、绝经期等的疑虑或由于医务人员言语不当造成。自我暗示或条件联想，如见友人死于心肌梗塞，使患者对自身轻微胸痛过分关注，或婚外性交后染上性病而产生焦虑与恐惧等。

正常人在某一时期过分重视自己的健康，对不严重的普通疾病或不适感的疑惧可出现疑病观念，但经检查证实无病，给予适当解释后可放弃疑病观念。这类表现则不属于疑病性神经症。

疑病症患者通常以身体的某个部位、某系统、某脏器有某种不适或疼痛证明自己患了某种疾病，并不断加以强化，企图用各种办法以获得别人的同情。根据其知识水平的不同，分别认为自己受了“风”、“寒”、“病毒”等侵袭，患了“痹症”、“肝炎”、“肺病”、“癌症”、“心脏病”等，主诉喉部有异物阻塞，肠子被扭曲，血液在皮下流动，小虫在体内行走，或某部位不恒定的疼痛。某些病人则诉述闻到某种难闻的怪味，自身形态发生了奇异的变化等。病人可出现紧张、焦虑，甚至惶惶不安，反复要求医生进行检查和治疗，并对检查结果的细微差异十分重视，认为这种差异“证实”了自己疾病的存在。对于别人的劝说和鼓励不是从正面理解，常认为是对自己的安慰，更证明自己疾病的严重性。患者受疑病观念的驱使，东奔西走，到处求医，寻求“最新”诊断。做了大量不必要甚至是重复的检查，对反复检查的阴性结果常感到不满，而对于偶然出现的“阳性”结果虽认为抓住了“证据”，但也常感到怀疑。

病人除表现有日趋严重的疑病症状外，其他认识良好，主动求医，无任何精神衰退，体检或实验室检查均无异常发现，一般诊断较易明确。

疑病症主要特征是对自身健康状况或身体某一部位功能过分关注，怀疑自己患上某种躯体或精神疾病，但与其实际健康状况不符；医生对疾病的解释或客观检查，常不足以消除患者的固有成见。病人整个心神被对疾病的疑虑和恐惧所占。临床症状的内容为：疑病性烦恼，如对健康过分注意；疑病性不适；感觉过敏；疑病观念。疑病症的临床表现可概括为：①对自身健康毫无根据的先占观念，叙述身体的某部有特殊的不适感、疼痛或异常感觉；②认为自身患了某种严重疾病或坚信某种异物侵入身体，病人终日为之忧虑、恐惧，四处觅医，然而最终常是医药无效。

心病还需心药医

1．要学会“冷漠”自己

不要整天围着自己转，对疾病要有一种“随它去”的态度，只有这样才能逐步消除“疑病”的心理障碍。

2．要正确认识自己的病情

不是身体上有病，而是自己心理上有病，要放松思想包袱和心理负担，轻装前进。

3．要把注意力放在工作和学习上

培养多方面的兴趣和爱好，积极参加一些有益的文体活动，增强身体素质和心理素质，转移对自己“疾病”的过分关注，无所事事和长期休学是无益的。

第五节 恐惧症——强迫自己要勇敢

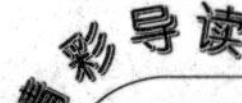

1. 恐惧症解析
2. 恐惧症的发病原因
3. 恐惧症症状表现
4. 恐惧对象的类别
5. 恐惧症的自我心理调适

恐惧症又称恐惧性神经症，是以恐惧症状为主要临床表现的神经症。恐惧对象有特殊环境、人物或特定事物。每当接触这些恐惧对象时即产生强烈的恐惧和紧张的内心体验。患者神志清醒，明知其不合理，但是一旦遇到相似情境时，就会反复出现恐惧情绪，无法自控，并且产生回避行为。脱离该情境，症状就会逐渐缓和消失，间歇期基本如常。

恐惧也是一种正常情感成分。恐惧性情绪反应是一种具有自我防护、回避危害、保证生命安全的心理防卫功能，人皆有之。例如人们对黑暗、僻静处、高空环境、毒蛇猛兽都可能产生恐惧性回避反应。儿童、女性、胆小者和某些心理缺陷者，恐惧心理尤为明显。恐惧症患者呈现异常的、强烈的恐惧和紧张不安，假若不予以治疗，症状会越来越重。

恐惧症的发病原因可能与下列因素有关：

（1）遗传因素：有报道称，患者的一级亲属中，20%的父母和10%的同胞患神经症，认为遗传因素可能与发病有关。也有人指出：至今尚无证据表明遗传在本病的发生中起重要作用。

(2) 性格特征：病前性格偏向于幼稚、胆小、含羞、依赖性强和内向。

(3) 精神因素：在发病中常起着更为重要的作用。例如某人遇到车祸，就对乘车产生恐惧。可能是在焦虑的背景上恰巧出现了某一情境，或在某一情景中发生急性焦虑而对之发生恐惧，并固定下来成为恐惧对象。

对特殊物体的恐惧可能与父母的教育、环境的影响及亲身经历（如被狗咬过而怕狗）等有关。心理动力学派认为恐惧是被压抑的潜意识的焦虑的象征作用和取代作用的结果。条件反射和学习机理在本症发生中的作用是较有说服力的解释。

恐惧症通常急性起病，以面对某一物体或处境爆发一次焦虑发作为先驱，患者虽知这种恐惧是过分和不必要的，但不能克制；不接触或脱离所恐惧对象时，则表现正常，因此常伴有回避行为。

恐惧对象可归纳为三类：

(1) 社交恐惧症。是指对特殊的人群发生强烈恐惧紧张的内心体验和出现回避反应的一类恐慌症，故又称为“见人恐惧”。这类病人平时不接触人群，见到自己父母等熟悉亲近的人，无恐惧紧张现象。一旦遇到陌生人、异性、上级领导甚至马路上的行人都会恐惧紧张，出现拘束不安、焦虑不宁、手足无措、面红耳赤、心悸出汗、头昏呕吐、四肢颤抖等身心异常反应。同时本人想方设法加以回避，脱离现场，躲避人群，以求减轻心理不安。社交恐惧症如不及时治疗，症状会逐渐发展，恐惧病症日益加重，恐惧对象逐渐扩大，最后发展到不敢外出，拒绝出席一切群体社交活动，内心异常痛苦忧郁，甚至产生消极自杀言行。

(2) 单纯性恐惧症。除了对环境和人物恐惧以外，其他都归入本症类型。临床常见形式有：①疾病恐惧。患者害怕患特殊疾病，例如心脏病、结核病、麻风病、中风或其他不治之症等。对癌症的心理恐惧，则称为“恐癌症”；②动物恐惧。害怕狗、猫、老鼠、昆虫等小动物，不敢碰摸，甚至不敢看，有时连对动物的玩具、图片和影视形象也感紧张恐惧，竭力回避；③其他恐惧。名目繁多的病名，与具体恐惧对象有关，例如见到鲜血恐惧，甚至突然晕厥发作，称为“见血恐惧症”。

(3) 广场恐惧症。在1871年创用本症名词时是指有一类病人，一参加公共广场集会或群众性狂欢时，就出现病理性恐惧反应。一旦离开广场后，病情随之消失。以后发现本症患者对商场、大百货公司、登高、仰视高大建筑物、乘坐电梯、公共车辆、过江轮渡、穿过隧道、繁忙的马路以及走过很长的走廊等都会产生恐惧反应。深入病理心理机制的研究才发现，任何环境如果存在拥挤、封闭，使其感到无法逃脱或回避，皆可导致恐惧症发作。因为患者感到进入或留在这些地方，对自己不安全，有生命危险，有发生晕厥或失去控制而无法逃离的可能。因此，广场恐惧症名不符实，亦可称为“特殊境遇性恐惧症”。多数在25~35岁时起病，女性多于男性。这类病人初期只对1~2种环境产生恐惧和回避，如乘汽车恐惧时改乘火车旅行尚能适应。只要有人陪伴，甚至与爱犬同行，尚可出门办事。若不及时治疗，随着时间推延，病情逐渐加重，症状泛化，对上述任何场所、环境都产生包围感和威胁性恐惧心理，伴随严重的回避行为，最重时自我封闭在家，整天不能外出。

心病还需心药医

1．行为疗法和认知疗法

（1）行为疗法主要采用系统脱敏法。所谓系统脱敏法也称缓慢暴露法，是一种常用的行为治疗方法。其基本原则是交互抑制，即每次在自己引发焦虑的刺激物出现的同时，做出抑制焦虑的反应，这种反应就会削弱，最终切断刺激物同焦虑反应间的联系。采用系统脱敏法治疗恐惧症要求有计划、有目的地指导，鼓励自己去接触使他产生恐惧的人群、事物或情境，即使暂时会产生恐惧，也要忍受和适应，直到恐惧情绪全部消失为止。

（2）认知疗法

通过解释、疏导，让自己明白之所以对某种物体、情境或人恐惧，是因为自己主观意念所致。如社交恐惧，就是自己的一种强迫性的消极观念占上风，总担心与别人谈话、交往，别人会嘲笑或看不起自己，不管事实上是否真如此，总觉得很不自在、很尴尬、很恐慌。所以，要消除恐惧症，就要勇敢地面对引起恐惧的事物，学会控制、调节自己的害怕情绪。

2．催眠治疗

应用催眠治疗来对抗面临恐惧处境所产生的焦虑反应。也有训练自己应用自我催眠法，在面临恐惧处境时保持肌肉松弛，以期对抗。

第六节 癔病症——请你不要再歇斯底里

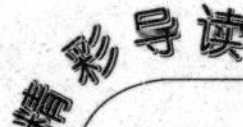
精彩导读

1. 癔病症解析
2. 癔病症的发病原因
3. 癔病症的症状表现
4. 癔病症的自我心理调节

癔症又称“歇斯底里症”，是在各科临床上较为常见的一类神经症，但近年来发病有所减少。在综合医院的心理咨询门诊中，本病也较少见，仅占全部咨询病例的0.3%。

患该病的病人病前常情感丰富，富于幻想，善于模仿，易受暗示，自我中心等人格特点。这类人常在某些心理、社会因素的刺激或暗示下，突然出现短暂性精神异常或运动、感觉、自主神经、内脏方面的紊乱。这些症状可由暗示而产生，也可通过暗示而使之消失。

这种病的发病年龄多数在16~30岁之间，女性远多见于男性。

癔症的发生与遗传因素、个性特征有关，可概括为：在某种性格基础上，因精神受到刺激而发病，也可在躯体疾病基础上发病。

1．遗传因素

国外资料表明，癔症患者的近亲中本症发生率为1.7%~7.3%，较一般居民高。女性以及亲属中发生率为20%。据报道，我国福建地区的患者具有阳性家族史者占24%。提示遗传因素对部分患者来说比精神因素更为重要。

2．性格特征

（1）高度情感性：平时情绪偏向幼稚、易波动、任性、急躁易怒、敏感多疑，常因微小琐事而发脾气或哭泣。情感反应过分强烈，易从一个极端转向另一个极端，往往带有夸张和戏剧性色彩，对人对事也易感情用事。

（2）高度暗示性：指患者很轻易地接受周围人的言语、行动、态度等影响，并产生相应的联想和反应时称暗示；当自身的某些感觉不适产生某种相应的联想和反应时称自我暗示。暗示性取决于病人的情感倾向，如对某件事或某个人具有情感倾向性，则易受暗示。

（3）高度自我显示性：具有自我中心倾向，往往过分夸耀和显示自己，喜欢成为大家注意的中心。病后主要表现为夸大症状，祈求同情。

（4）丰富幻想性：富于幻想，其幻想内容生动，在强烈情感影响下易把实现与幻想相互混淆，给人以说谎的印象。

上述四点突出而典型者称癔症性病态人格。以上性格特征于病后显得更加突出。

3．精神因素

一般多由急性精神创伤性刺激引起，也可由持久的难以解决的人际矛盾或内心痛苦引起。尤其是气愤与悲哀不能发泄时，常导致疾病的突然发生。一般说来，精神症状常常由明显而强烈的情感因素引起，躯体症状多由暗示或自我暗示引起，首次发病的精神因素常决定以后发病形式、症状特点、病程和转归。再发时精神刺激强度虽不大，甚至客观上无明显原因，但因触景生情，由联想激起与初次发病时同样强烈的情感体验和反应而出现模式相似的症状表现。

4．躯体因素

在某些躯体疾病或躯体状况不佳时，由于能引起大脑皮层功能减弱而成为癔症的发病条件。如颅脑外伤、急性发热性疾病、妊娠期或月经期等。

癔病症有以下症状表现：

1．躯体症状

可呈现出类似各种神经系统或内脏器官疾病的临床表现，但缺乏器质性疾病的阳性体征，症状表现为器官的功能过度兴奋或脱失的结果。常见的躯体症状有：

（1）感觉障碍

① 感觉脱失：各种浅感觉减退和消失，有多种表现形式，如全身型、半侧型、截瘫型、手套或袜套型等，以半侧型多见，麻木区与正常侧界限明确，或沿中线或不规则分布，均不能以神经系统器质性病变规律来解释。

② 感觉过敏：如皮肤痛觉过敏、身体某局部剧烈且持续性疼痛，若发生在腹部，则易误认为急腹症，甚至施以不必要的手术。

③ 特殊感官功能障碍：有暴发性耳聋、视野缩小（管型视野，又称管窥）、弱视或失明、嗅觉和味觉障碍等。

（2）运动障碍

① 痉挛发作：发作时徐缓倒地，痉挛发作无规律性，或为四肢挺直，不能被动屈曲，或呈角弓反张状，或作挣扎乱动，双手抓胸，揪头发、扯衣服、翻滚、喊叫等富有情感色彩的表现。发作中面色泛红、双目紧闭、眼球游动、瞳孔正常，对光反应存在。一般无咬破舌头或其他外伤及尿失禁，同时也查不到病理反射。发作时间持续数分钟。一般意识不完全丧失，发作后能部分回忆。

② 震颤：范围可及头、舌、肢体、腹壁等，为阵发性粗大不规则抖动，分散注意时减轻。

③ 行立不能：卧位时双下肢活动正常，肌力良好，但不能站立，寸步难行。

④ 失音和不语症：失音者说话时声低如耳语。不语者坚持缄默不语，但交谈能力完好。若合并有耳聋时称癔症性聋哑症。

（3）内脏功能障碍

① 呕吐：多为顽固性呕吐，食后即吐，吐前无恶心感，吐后仍可进食，虽长期呕吐，并不引起营养不良。消化道检查无相应的阳性发现。

② 呃逆：呃逆发作顽固、频繁、声音响亮，在别人注意时尤为明显，无人时则减轻。

③ 过度换气：呈喘息样呼吸，虽然发作频繁而强烈，但无紫绀与缺氧征象。

2．精神症状

精神症状多呈发作性。

（1）朦胧状态：突然出现意识范围缩小，与外界能做部分接触和对答，说话内容简单，常反映与病因有关的内心体验。有时出现双重人格或鬼神附体，可有明显生动的幻视、幻觉，情感丰富而逼真。持续半小时至1~2小时，叹口气后突然清醒，对发作中经历仅能部分回忆或完全不能回忆。

（2）木僵状态：突然起病，对外界刺激无反应，双上肢屈肘握拳，双下肢伸直，被动运动时有抵抗，腱反射正常，无病理反射。双目紧闭，被动翻开眼球时上转或游动，瞳孔正常，对光反应存在。可伴有阵发性屏气，心律与血压正常。可持续数小时。

（3）情感爆发：在精神因素作用下急性发病，表现为哭笑、喊叫、吵闹、愤怒、言语增多等，常以唱小调方式表达内心体验。情感反应迅速，破涕为笑并伴有戏剧性表情动作。发作持续时间常受周围言语和态度的影响。发作时有轻度意识模糊，发作后能部分回忆。

（4）精神性遗忘症：以对引起精神创伤事件的局限性遗忘较多见。

（5）神游症：患者突然离家外出漫游，历时数日，清醒后对其过程不能回忆。

心病还需心药医

1．反省自己的言行、行为是否太轻浮

睡觉前，客观地回想自己一天的言行，站在他人的立场，想想他人对自己这种言行的接受程度如何。为什么当时会出现那种行动？为什么当时会说那番话？为什么对方会生气？为什么自己会生气？冷静地思考，仔细想想自己的表现是否过于轻浮、任性或者自私自利。

再面对那种场面时，一定要控制自己的情绪，学会忍耐，即使精神上受到很大的打击，也不要说出口，应该以正常的行动代替自己任性的行为。

2．借助阅读，提高自己

为了拥有正常人对于人生的看法、与人交往的方式、工作方法等，必须阅读有关的书籍，也可以写日记，反省自己一天的生活，整理自己一天的情绪，想想应该如何面对他人，同时分析自己内心深处的欲求、不满及烦恼等。

为了正确地适应社会，必须充分了解自己感情的动态，不要被自己的情绪所左右，有时候必须控制自己的欲求。通过阅读好的书籍，会使你的心灵更丰富。

3．情绪高涨时，借助静坐或者冥想，使心情平静

不要以自我为中心，必须正确了解周围的人，并反省自己的言语行为。利用静坐，想想是否曾经希望自己比他人更引人注目？是否希望自己永远都是话题的中心？别人说话时，是否会打断他人的讲话，自己抢着说？当自己的希望无法达成时，会不会归咎于他人？请真诚、坦白地自我反思，让心灵活跃起来，不在意一切事情，静静地度过这段时光。养成心平气和的习惯，通过静坐、冥想，了解自己的心理状态，才能使心理健康。

第七节 神经衰弱的自救措施

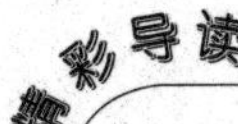

1. 什么是神经衰弱
2. 引起神经衰弱的原因
3. 神经衰弱的症状表现
4. 神经衰弱的自我心理调节

很多人都可能听说过神经衰弱这个病名。有的人说睡眠不好是患了神经衰弱；有的人记忆力差就怀疑自己患了神经衰弱；也有的人认为自己精力不足，也是患了神经衰弱……众说纷纭，似是而非。但究竟什么是神经衰弱呢?

我国精神病学家经过长期的调查研究认为，神经衰弱是一种神经症性障碍，主要表现为精神容易兴奋和脑力容易疲乏，情绪烦恼，入睡困难。有的病人还表现为头痛、头昏、眼花、耳鸣、心悸、气短、阳痿、早泄或月经紊乱。

神经衰弱是一种轻度的精神病，是神经症的一种。1985年《中华神经精神科杂志》编委会在《神经症临床工作诊断标准》中重写了神经症的定义：“神经症指一组精神障碍，为各种躯体的或精神的不适感、强烈的内心冲突或不愉快的情感体验所苦恼。其病理体验常持续存在或反复出现，但缺乏任何可查明的器质性基础；患者力图摆脱，却无能为力。”神经衰弱也符合上述特点，病人无器质性病变，常为失眠、脑力不足、情绪波动大等不能自主的症状所苦恼。但是，神经衰弱的病人没有严重的行为紊乱，这与严重的精神病如精神分裂症是有区别的。

神经衰弱的发病病因目前说法不一，但是总的不外乎是西医和中医两个方面的说法：

西医认为是超负荷的体力或脑力劳动引起大脑皮层兴奋和抑制功能紊乱而产生神经衰弱综合症。据有关资料统计，脑力劳动者发病率占96%以上，这也间接地说明神经衰弱与过度脑力劳动有关。但是，有些人常年加班加点，大脑长期处于紧张状态，也未发生过神经衰弱。这说明任何事都不是绝对的。而作为预防此病的发生，应该记住“劳逸结合”这一名言。

中医认为致病病因多种多样，不过比较公认的还是七情，即：喜、怒、忧、思、悲、恐、惊。对于不良情感诱发疾病，古书上有不少记载。如狂喜可致精神病，范进中举这个故事，说范进一心想中举，几次考试都落榜，由于勤奋学习，终于实现他多年来的愿望，过分兴奋而患了“癫狂病”。这就说明任何一种不良的心理状态都会引起身体疾患。

在社会生活中，有很多失意之事，如失恋、夫妻关系不和、上下级及同事间关系不好、意外打击、高考落榜等。如不能正确对待，均可引起此病的发生。

神经衰弱有以下症状表现：

（1）衰弱症状。这是此病常有的基本症状。患者经常感到精力不足、萎靡不振、不能用脑，或脑力迟钝，肢体无力，困倦思睡，特别是工作稍久，即感注意力不能集中，思考困难，工作效率显著减退，即使充分休息也不足以消除其疲劳感。很多患者诉说做事丢三落四，说话常常说错，记不起刚经历过的事。

（2）兴奋症状。患者在阅读书报或收看电视等活动时精神容易兴奋，不由自主的回忆和联想增多：患者对指向性思维感到吃力，而缺乏指向的思维却很活跃，控制不住；这种现象在入睡前尤其明显，使患者深感苦恼。有的患者还对声光敏感。

（3）情绪症状。主要表现为容易烦恼和容易激动。烦恼的内容往往涉及现实生活中的各种矛盾，感到困难重重，无法解决；另一方面则自制力减弱，遇事容易激动或烦躁易怒，对家里的人发脾气，事后又感到后悔，或易于伤感、落泪。约1/4的患者存在焦虑情绪，对所患疾病产生疑虑、担心和紧张不安。

（4）紧张性疼痛。常由紧张情绪引起，以紧张性头痛最常见。患者感到头重、头胀、头部紧压感，或颈项僵硬；有的则诉述腰酸背痛或四肢肌肉疼痛。

（5）睡眠障碍。最常见的是入睡困难、辗转难眠，以致心情烦躁，更难入睡。其次是多梦、易惊醒，或感到睡眠很浅，似乎整夜都未曾入睡。还有一些患者感到睡醒后疲乏不解，仍然困倦；或感到白天思睡，上床睡觉又觉脑子兴奋，难以成眠，表现为睡眠节律紊乱。有的患者虽已酣然入睡，鼾声大作，但醒后坚决否认已经睡了，缺乏真实的睡眠感。这类患者为失眠而担心、苦恼，往往超过了睡眠障碍本身带来的痛苦，反映了患者的焦虑心境。

（6）其他心理生理障碍。较常见的如：头昏、眼花、耳鸣、心悸、心慌、气短、胸闷、腹胀、消化不良、尿频、多汗、阳痿、早泄或月经紊乱等。这类症状虽缺乏特异性，也常见于焦虑症、忧郁症或躯体化障碍，但可成为此种病症患者求治的主诉，使神经衰弱的基本症状掩盖起来。

神经衰弱是能够治愈的，虽然需要较长时间。合理安排生活，改变不良习惯，起居定时，生活有序，劳逸结合，加强体育锻炼和工作学习的计划性，并与医生积极配合，是治疗神经衰弱的主要环节。

一般说来，此种病症的患者多为青壮年，脑力劳动者居多。因此，只要有与疾病作斗争的愿望和决心，从解决认识问题入手，并在行为上进行自我调节，完全可以依靠自己的力量恢复健康。

心病还需心药医

1．消除引起神经衰弱的情绪紧张，减轻心理压力

首先应认清这种“病”是可以治愈的，绝不是什么绝症，也不会变成精神病。尽管自觉脑力不济，实际上照样能应付日常生活及一般工作和学习，不会造成精神残疾。

其次，应将理想与现实、希望与可能分清。比如，希望自己总是精力充

沛，永无疲劳，能考上名牌大学，但实际上自己学习时已经是超负荷运作了，应该休息了。不要为脑力下降而焦虑，必要时也需降低自己的奋斗目标，要量力而行，要把目标确定在自己能充分发挥潜能，而又不会导致精神崩溃的限度。将目标降低，轻装前进，能收到出人意料的好结果。人世间的事情是受很多因素制约的，其中大部分并非人力所能克服，很多事情并不能心想事成，“人只能做自己想做的，不能要自己想要的”。只要自己尽力去做了，就应感到心安理得。如果能这样想，压力感不就小多了吗？再说目标也不只有一个，“条条大路通罗马”。只要能过得充实，生活得有意义，就应感到满足。当然，一个人要想达到这样的境界是不容易的，需要在实际生活中慢慢体会、领悟。

2．认识自身内部的冲突

尽管此种病症患者的内心冲突是处于潜意识状态的，但只要从下述三个方面去对照自己，便不难搜索出自身内部冲突的根源。

（1）自卑。当一个人自认为低人一等，不相信自己的能力和价值时，他就已经把自己摆到了一个容易诱发冲突的不利地位。因为自卑者同样具有正常人的一切正常愿望，但往往临阵退却、坐失良机而陷入深深的自责、责人的冲突之中。一般来说，一个人所持的消极自我评价越多，他所遇到的麻烦就越多，与周围人的关系就会变得越紧张，经过反馈，就更容易构成恶性循环。

（2）自我设障。患者往往会凭借想象为自己制定许多不必要的心理规则，其思维方式陷入“非此即彼”状态，认为自己必须服从某些条条框框，否则就会产生紧张、焦虑、自责等负面情绪。他们否定了生活的多变性、丰富性以及人们之间的差异性等基本事实，实为作茧自缚。

（3）矛盾性需求。经过自省，患者不难发现自己是“鱼与熊掌兼而得之”的主张者，这也是违反基本的生活法则的。问题的关键在于，相互矛盾性需要的存在并不会带来消极的作用，强行压制一方满足另一方，则会导致心理失去平衡而发生冲突。

3．正确认识神经衰弱的本质

已患神经衰弱的人，首先要认识到症状是一种信号，它告诉你：“大脑太累了，压力太大了，需要休息调整了。”这时，想一下子消除症状肯定是无济于事的。应该先冷静地分析一下这种情绪紧张和心理压力来自何方。从表面上看，神经衰弱确实影响了学习和工作，可实质上它及时地停止了你超负荷运转，使你暂时摆脱了沉重的心理负担，获得了一个休整、喘息的机会，同时也使你获得了一次直接面对痛苦、甚至设法超越痛苦的机会。有许多人就是从神经症衰弱的痛苦和束缚中彻底解脱出来，成了一个全新的、富于创造性的、能够释放全部潜能的人的。

4．增加自己的心理自由度

在认识到自己内心冲突的来源之后，就可以有针对性地进行自我消解工作。患者会发现，自卑、自我设障的矛盾性需求都是自己造成的。其实，一个人尽管受环境的制约，但他在心理上是完全自由的。

（1）“人的命运掌握在自己手中，现实中永远存在机会和挑战。”认识到这一点是非常重要的，这意味着患者正是自己剥夺了自己的自由，要想战胜由此而带来的疾病，必须自己给自己增加自由，至少在认识上要做到。

（2）允许自己有缺点。造成自卑的原因固然很多，但不允许自己有缺点的完美主义观点是根本的一条。事实上，世上是不存在完人的。“人生最大的缺陷是人生有缺陷。”只有当一个人学会坦然地说“我错了”、“这一点我不如你”的时候，他才可以放松自我，自由自在地表现自我、享受生活。

（3）不怕使别人失望。害怕让别人失望而压抑自我的做法常常是造成心理问题的原因。事实上，一个人无论如何也满足不了所有人的愿望，更何况许多自认为“必须”、“应该”的事情也往往出自个人主观的判断。只要自己尽了力，所作所为合乎社会规范（法律、道德等），那么就不必介意别人失望与否。

（4）允许矛盾感情同时存在。矛盾性的需求引起矛盾性的感情。正像任何事物都具有两面性一样，人的感情永远具有两极性，永远不会统一。爱与恨、苦与乐、勇敢与懦弱、信任与怀疑总是结伴而行。一个人在心理上同时具有矛盾性的需求并不证明其人格的卑劣，承认这是人之常情就不至于徒增紧张，然后进行理智的抉择，客观的矛盾便会迎刃而解。

5．打破神经衰弱的恶性循环

恶性循环形成的关键是患者想用人为的努力直接消除神经衰弱的症状，如注意力不集中、失眠、烦恼等。但人为的努力不但无效，而且越想努力消除，症状越重。相信患者对此一定体会很深。要想打破恶性循环，需做到：

（1）不把注意力集中于这些症状。

（2）去有意识地直接消除症状。

实现上述两点的唯一办法就是行动，可以从最简单的事情做起。因为神经衰弱不是精神或体力的残疾，所以总有能做的事，如打扫室内卫生、买菜购物、看自己喜欢的电影和书籍、欣赏音乐、给朋友写信等等。如果你下决心找事做，就不愁没事做。唯一的要求就是不想病、不谈病，带着痛苦找事情做，像正常人一样生活。所做的事情尽量不要太单一，尽量做一些比较消耗体力的、不太费脑筋的、自己喜欢的、收效很快的事情，逐渐增加做事的种类。长此坚持下去，神经衰弱的苦恼会在不知不觉中消逝。这样做的道理似乎难以理解，但只要亲自实践，定会有所领悟。如果你真的有决心从神经衰弱的痛苦中解脱出来，就从现在开始做起吧。另外，还要妥善安排好工作、学习和生活，注意劳逸结合和改善自己的睡眠质量。

第八节　靠近人群，你才能远离孤僻

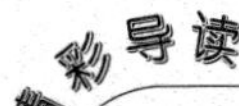

1. 孤僻心理分析
2. 产生孤僻的原因及表现
3. 孤僻心理的自我调节

孤僻心理是因缺乏与人交流而产生的孤单、寂寞的情绪体验。孤僻的人一般为内向型性格，主要表现在不愿与他人接触、待人冷漠，对周围的人常有厌烦、鄙视或戒备心理，猜疑心较强，容易神经过敏，办事喜欢独来独往，但也免不了为孤独、寂寞和空虚所困扰。心理上的孤僻并不等于一个人独处。孤僻的人不管是置身于人群，还是独居一室，都同样的孤僻和冷漠。

孤僻会使人产生挫折感、狂躁感，令人心灰意冷，严重的还会厌世轻生。

孤僻心理的产生原因有以下几点：

（1）青年期的心理特点使孤僻心理在青年人中比较多见。青年人正处在生命发展过程中的准成熟状态，世界观和人生观刚开始建立，自认为已经长大成人，常常委屈地感到自己不被理解，有一种莫名其妙的孤独感。

（2）性格特点。内向型性格的人容易孤僻，因为他们的自我中心观念比较强，内心深处有比较强烈的抗拒感，往往对外界事物和周围人群表现得很淡漠，喜欢把自己封闭在一个狭小的天地里。

（3）交往挫折。有些人缺乏必要的社会交际能力，在人际交往中遭到拒绝或打击，自尊心受到伤害，便把自己封闭起来。越不与人接触，社会交往能力就自然越得不到锻炼，结果就越孤僻。

（4）缺乏事业心。一个有强烈事业心的人一般不会孤僻。

（5）幼年的创伤经验。父母离婚、父母的粗暴对待、伙伴欺负等不良刺激，使儿童过早地接受了烦恼、忧虑、焦躁不安的不良情绪体验，使他们产生消极心境，进而变得畏畏缩缩、自卑冷漠、过分敏感、不相信任何人，最终形成孤僻的性格。

心病还需心药医

1．学习交往技巧

看一些交往书籍，学习交往技巧，同时多参加正当、良好的交往活动，在活动中逐步培养自己开朗的性格。要敢于与别人交往，虚心听取别人的意见，同时要有与人交友的愿望。这样，在每一次交往中都会有所收获，纠正了认识上的偏差，丰富了知识经验、获得了友谊、愉悦了身心，会重树你在大家心目中的形象。可以从先结交一个性格开朗、志趣高雅的朋友开始，处处跟着他学，并请他多多提携。

2．完善个性品质

孤寂封闭的性格是在生活环境中反复强化逐渐形成的。具有自我封闭性格的人兴趣狭窄、清高孤傲，难以融入集体。要努力克服孤傲的心理，增加心理透明度，以开放的心态主动与人交往，吸纳别人的长处，享受、体会人际交往的情意和欢乐。

3．正确评价自己和他人

孤僻者一般不能正确地评价自己，要么总认为自己不如人，怕被别人讥讽、嘲笑、拒绝，从而把自己紧紧地包裹起来，保护脆弱的自尊心；要么自命不凡，认为不屑于和别人交往。孤僻者需要正确地认识别人和自己，多与别人交流思想、沟通感情，享受朋友间的友谊与温暖。还要正确认识孤僻的危害，敞开闭锁的心扉，追求人生的乐趣，摆脱孤僻烦扰。

4．培养健康情趣

健康的生活情趣可以有效消除孤僻心理。利用闲暇潜心钻研一门学问，或学习民用技术，或写写日记、听听音乐、练练书法，或种草养花、养宠物等等，都有利于消除孤僻。

5．树立坚定的事业心和奋斗目标

一个有所爱、有所追求的人不会孤寂；一个为事业忙碌的人也不会孤僻。因此，要树立坚定的事业心和奋斗目标，为之努力拼搏，孤僻自然会被热情所埋没。

第七章

人际交往与心理健康

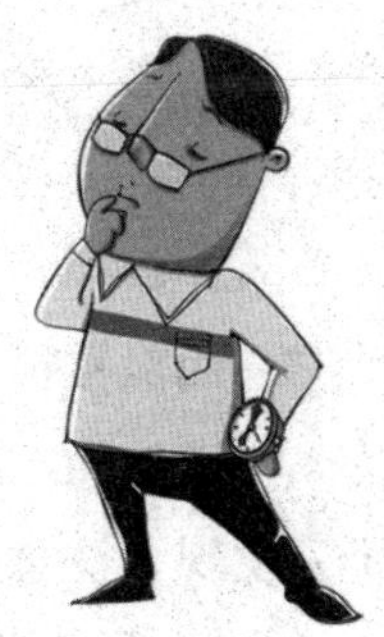

第一节　人际关系与健康

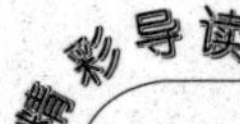

1. 人际关系的内容
2. 影响人际关系的心理因素
3. 人际关系与身体健康的关系
4. 人际交往的自我心理调节

人际关系，即人与人之间交往的关系。由于它是通过个人意识和行为体现出来的，所以，人际关系也可理解为人与人之间相互作用的过程。每个人都生活在一定群体中，这样就在个人与个人之间、个人与集体之间以及集体与集体之间，存在着种种交往关系，构成了一个错综复杂的人际关系系统。

心理学家认为，友谊是人际关系的体现。生活中善于理解别人，并乐于助人的人，自己可获得快感和欣慰；而对被援助的人来说，则更会产生情绪上的良好感染与反馈作用，能使人得以安慰、鼓舞。这种精神上的快慰和舒畅，对机体健康有重要意义。研究发现，注意培养良好的人际关系者，绝大多数身体健康，长寿者居多。

影响人际关系的心理因素有吝啬、多疑、嫉妒、高傲等，极易形成他人心理上的“劣性定势”，对自己精神上也是一种无形压力。这种人往往伴有一定的躯体症候，如烦躁易怒、食欲不振、头痛失眠；有的郁闷心悸、胃脘不舒，容易罹患过敏性肠炎、胃肠神经官能症、消化性溃疡以及心血管疾病等。研究还表明，那些性情孤独、不愿与邻里及亲友往来的人，其死亡率要比喜欢交际的人高出2.5倍。

实验证实，人在情绪平稳时，内分泌活动也处于平稳状态。人际关系紧张时，随着情绪的剧烈波动，血液和尿中儿茶酚胺（包括肾上腺素、去甲肾上腺素、多巴胺等）含量明显升高。肾上腺素是人体重要激素之一，参与人体代谢活动，可使神经系统兴奋，并与心脏、血管和其他器官有密切关系。儿茶酚胺的增高又可促使血脂增高，血管平滑肌细胞增殖形成动脉硬化。大量的儿茶酚胺还会促使血小板聚集，阻塞小动脉，致使心肌梗塞。所以，剧烈的情绪改变，往往使冠心病、心肌梗塞突然发作。

心病还需心药医

1．学会独立

在工作中要表现出良好的自立意识和自主能力。

2．要有自信

不要畏惧困难，遇到困难时不要总希望有人来帮助自己。在遇到困难时要保持自信，勇敢地面对，也不要过度依赖男同事，不要怀疑自己的能力。

3．勇敢承担责任

责任与权利从来都是孪生兄弟，在独立做出决定的时候，往往意味着你要独立承担责任和后果。所以不要在工作中一有问题便依赖身边的男同事或领导，要自己做出决定，也不要惧怕由此带来的责任。

4．谨慎过度，渴求支持

并不是所有女性对男同事都有依赖的感觉。有的女性在一个问题已有决定的情况下，还是会向身边的人征求意见。她之所以再询问，是在心里她期待别人做出和她一样的判断，是希望别人能得出和自己一样的结论。必要时要坚持自己的观点，不要认为大家的认同都是正确的。

第二节　你的人缘“健康”吗

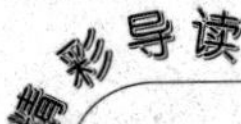
精彩导读

1. 几种人际交往模式和心理表现
2. 不良人际交往心理如何进行自我调整

21世纪的新观念是：人缘好也是健康的标准。你人缘不好，可能是躯体，尤其是心理上出了问题。一般躯体健康、心理健康的人，总能获得良好的人际关系。

下面列出几种人际交往模式供你检查对照：

（1）怕被拒绝。这是人际交往中的不安全感使然。这种人有很强的自我保护意识，处处怕被别人伤害，担心自己主动与人交往时受到别人的冷淡；另一种是担心自己被利用、被欺骗，总是不信任别人。

（2）不会说“不”。这类人常以奉献者角色与人交往。认为别人必须得到我的帮助，在与人交往时我必须做出牺牲，以使别人欢愉。他们从小到大就没说过“不”字，相当善举没有得到所期望的回报时，就会感到十分委屈和不平衡。

（3）需要依靠。这种人过分信赖依靠的对象，凡事言听计从，唯唯诺诺，完全失去了自我。如果他们只依赖某一个人，就会既不愿意，也不允许对方与别人建立亲密关系，唯恐自己被抛弃，结果使被依附对象有一种束缚感，并产生想摆脱这种关系的强烈愿望，最终导致亲密关系的破裂。而心理脆弱者又难以承受这种打击，便出现心理危机。与人交往是个实际体验的过程，如果你有上述问题，首先要认识到这是一种不健康的心态，再客观地回顾一下你在人际交往中的种种问题是否是由此而生的，及时提高对人际交往重要性的认识，进行自我调整。

(4) 客多心烦。人来客往多会影响家庭经济和正常的家庭生活，这就常会引起家庭矛盾。特别是一方（例如女方）的至爱亲朋太多，另一方缺乏热情。另外，在接待客人上有亲有疏也会引起矛盾，伤害夫妻感情。

心病还需心药医

1．要积极主动与人交往。要广交朋友，交好朋友，不但交与自己相似的人、还要交与自己性格相反的人，求同存异、互学互补、处理好竞争与相容的关系，还有与人相处时的容纳、包含以及宽容、忍让，更好的完善自己。

2．要有一颗宽容的心:人际交往中不可避免地产生矛盾，这就要求我们在交往中不要斤斤计较，而要谦让大度、克制忍让，不计较对方的态度、不计较对方的言辞，并勇于承担自己的行为责任。只要我们胸怀宽广，容纳他人，发火的一方也会自觉无趣。宽容克制并不是软弱、怯懦的表现。相反，它是有度量的表现，是建立良好人际关系的润滑剂，能“化干戈为玉帛”，赢得更多的朋友。

3．讲信用：交往离不开信用。朋友之间，言必信、行必果、不卑不亢、端庄而不过于矜持，谦虚而不矫饰诈伪，不俯仰讨好位尊者，不藐视位卑者显示自己的自信心，取得别人的信赖。

4．与人交往时要举止大方、坦然自若，使别人感到轻松、自在，激发交往动机。

5．注意培养开朗、活泼的个性，让别人觉得和你在一起是愉快的。还要培养幽默风趣的言行，幽默而不失分寸，风趣而不显轻浮，给人以美的享受。与人交往要谦虚，待人要和气，尊重他人，否则事与愿违。

6．处事果断、富有主见、精神饱满、充满自信的人容易激发别人的交往动机，博得别人的信任，产生使人乐意交往的魅力。

第三节　人际交往中的不良心理

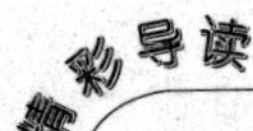

1. 人际交往中不良心理的类型
2. 不良心理的表现
3. 不良心理的自我调适

人际交往是人类的基本需求之一，是人们社会生活的重要内容之一。各种不同层次需求的满足、自我的发展、心理的调适、信息的沟通、人际关系的协调等等，都离不开人际交往。没有人不希望交往，每个人都希望通过交往建立起和睦的家庭关系、亲属关系、邻里关系、朋友关系、同事关系……

可是，在实际的交往过程中，不会人人如愿，总是或多或少地存在着一些不尽如人意之处。研究表明，那些具有良好人际关系的人一般具有坦诚、乐观、幽默、有活力、聪明、有个性、独立性强、能为他人着想等等个性心理特点；而那些不太受人欢迎的人具有以下心理特点：自私、自负、虚伪、自卑、斤斤计较、猜疑、依赖、羞怯、固执、没有个性等等。大家不妨对照一下自己，扬长避短，有利于建立良好的人际关系。

1. 利用心理

很多人抱着“利用”的目的与人交往，因而通常只结交对自己有用、能给自己带来好处的人，而且难免“兔死狗烹”、“过河拆桥”。有这种心理的人不会有真诚的朋友，利用别人的同时也会沦为他人的工具。他们的人际关系往往表面良好，一旦有难，便土崩瓦解。

2．干涉心理

人人都需要一个自我心理空间，即使夫妻之间不也希望有一点自己的隐私吗？朋友更是如此。关系再好，也会有一个封闭的心理角落。可有的人偏喜欢打听、传播他人的私事，还一厢情愿地“帮助”人家，实在是低俗和招人嫌的心理和举动。

3．仇视心理

有些人总是以仇视的目光对待他人，对不如自己的人以不宽容表示仇视，对胜过自己的人以嫉妒表示仇视，对和自己不相上下的人以中伤表示仇视……仇视心理使周围的人没有安全感，自然不愿意与之交往。仇视心理往往来自童年的不幸遭遇。

4．自傲心理

自傲的人喜欢过高地估计自己，只关心自己的需要，强调自己的感受。他们在交往中通常表现为妄自尊大、自吹自擂、盛气凌人，高兴时手舞足蹈、滔滔不绝；不高兴时会不分场合地乱发脾气，丝毫不考虑他人的感受，而且不愿和自认为不如自己的人交往。他们还容易过高估计了和他人的亲密程度，有时候对人过于亲昵，说些不该说的话，引起他人的反感。另外，有意思的是，自傲的人一旦遭受挫折，往往会变成自卑者。

自傲的根源是错误的自我评价。当然，与其成长环境也密切相关。克服自傲心理，首先要学会尊重别人，善于发现别人的优点，以利于对自己做出客观评价。另外，还要学会严于律己、宽以待人。

5．逆反心理

有些人喜欢标新立异，总爱与别人抬杠。不管什么事情，不管对与错，别人说好，他偏说坏，别人说一，他偏说二。逆反心理容易使人产生反感和厌恶。

6．固执心理

任何事物都是不断变化的，因此人类已有的知识、经验以及思维方式等必须不断地更新，否则就会失去活力。固执心理就犯了僵化不前的错误。固执的人抱残守缺、拒绝变化，只在自我封闭的狭小空间内兜圈子，即使道理已经很明了，他也拒绝承认错误。这样会有几个人愿意与之交往呢？

7．作秀心理

有的人朝秦暮楚、见异思迁，把交朋友当做是逢场作戏，且喜欢吹牛。这种人常常得不到真正的友谊和朋友。如何应对人际交往的心理障碍，关键还是在于如何调节自己的心理。

心病还需心药医

1．要做到知人明己

“知人者智，自知者明”。“自知”就是认识自己与外界的关系。加强自我修养，完善自己人格，自觉地调整好个人与他人、个人与社会的关系。居于领导地位时，更要重视自我修养，不要放任，不要自我膨胀。要尊重别人，关心下属，在敏感问题上，如：用人、调薪、分房等要一视同仁，先人后己。要懂得“欲人之爱己也，必先爱人；欲人之从己也，必先从人”。正确认识自己是搞好人际关系的重要前提，也是保证身心健康的重要条件之一。“明人”，也就是了解人，在交往中多看别人长处，取长补短。对人要礼貌热情，平等待人，多尊重，少苛求。“爱人者，人恒爱之；敬人者，人恒敬之。”只有尊重别人，才能受到别人尊重。

2．适时调整“角色变化”也很重要

当角色改变时，诸如职务变化、家庭变化等，要审时度势，保持心境轻松平稳。唐代著名医学家孙思邈在《孙真人卫生歌》中说：“世人欲知卫生道，素乐常有嗔怒少；心诚意正思虑除，顺理修身去烦恼。”在角色变化时，能做到顺理修身，就能使心境处于平稳、乐观状态。气血调和，精神内守，生命发条就能稳定在最佳状态，少得病或不得病。

第四节　人际交往中如何保持最佳的、主动的状态

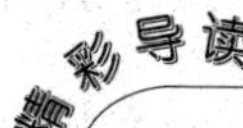

1. 自卑和自傲对人际交往妨碍最大
2. 怎样克服人际交往中的自卑心理
3. 怎样克服人际交往中的自傲心理
4. 如何走出对他人认知的心理误区

如何在人际交往中正确地估价自己和别人。古语说得好："人贵有自知之明"，何为"贵"，为何"贵"，贵，说明其难。正确地认识自己的的确确不是一件容易的事。在错误的自我估价中，对交往妨碍最大的莫过于自卑和自傲。

自卑，即对自己的知识、能力、才华等做出过低的估价，进而否定自我。自卑的人在交往中虽然有良好的愿望，但是总是怕别人的轻视和拒绝，因而对自己没有信心，很想得到别人的肯定，又常常很敏感地把别人的不快归为自己的不当。有自卑感的人往往过分地自尊，为了保护自己，常表现得非常强硬，难让人接近，在人际交往中变得格格不入。自卑心理源于心理上的一种消极的自我暗示，很多心理学家指出，自卑感与本人的智力、受教育程度、所处的社会地位等因素无关，而仅仅是对"自己不如他人"的确信。所以，要克服和预防自卑心理，首先要敢于正视自己的不足。人无完人，每个人都有自己的优缺点。对于一些不可改变的事实，如相貌、身高等等，完全可以用别处的辉煌来弥补，大可不必自惭形秽。

其次，要正确地与人相比，自卑心重的人往往很善于发现他人的长处，

这本身不是坏事，可是他们老是用别人的长处和自己的短处比，不是激发起奋起直追的勇气，而是越比越泄气，从而贬低、否定自己，以偏概全。

其实，人各有所长，自己不可能事事都强于别人，反过来也一样。见贤思齐应当鼓励，这其中还有一个量力而行的问题，所以，要防止和克服自卑感，还要注意不可对自己提出过高的要求，在选择目标时除考虑其价值和自身的愿望外，还要考虑其实现的可能性。与其追求那些不切实际的东西，还不如设立一些较为实现的目标，采用“小步子”原则，不断地使自己得到鼓励。最后一点，要锻炼自己的心理承受能力，不要因为一次失败而一蹶不振，或因自己某方面的过失而全盘否定自己。

自傲与自卑相比，也源于错误的自我估计，自傲者喜欢过高地估计自己，在交往中表现为妄自尊大，自吹自擂、盛气凌人，而且不愿和自认为不如自己的人交往。这样的人当然不会受到别人的欢迎。自傲者一旦受挫，往往会较为自卑。自傲者要学会尊重别人，善于发现别人的优点，这样才能有利于客观评价自己；还要学会严于律己，宽以待人。

为什么有的人不能从人际交往中得到快乐？人是社会的动物，人际交往是我们每一个人的需要。在人际交往中，过分留心、处处算计、总怕吃亏上当，这当然得不到快乐。可以说，这样的人还没有领悟人际交往的真正内涵，因此他无法体验到交往中的快乐。两人互相交换一个主意，一人就有两个主意。交往的意义还在于增大个人的心理空间，减少彼此的心理距离，建立“我们感”。这些都是人的一种心理需求、社会需求。

消极的情绪，如不快、痛苦、愤怒、失望等，会影响人际交往的正常进行，这点不言而喻。这些消极的情绪的产生，可能来自某种压力、或者受到挫折。每个人都要学会在生活中克服这些不良情绪，这也是个人成长的一种重要表现。现代社会主张个性独立，人际交往也日益复杂，如果说在一些场合，或者和某些人的临时性的交往需要一些表面的客套、应酬，那么，建立和发展深入持久的人际交往，最重要的是坦诚相见、表达真实的自我。“水至清则无鱼，人至察则无友”。当然如果自己身上存在明显的缺点，理应努力克服和改正。人们在人际交往中不断审视、认识自己和他人，不断领悟人生，这是人际交往的内涵所在。

知人者智，自知者明，能否正确地认识和了解他人，同样关系到人际交往能否顺利进行。如何走出对他人认知的心理误区呢？

心病还需心药医

1．不以第一印象作为取舍判断的标准

第一印象，也就是第一次对人知觉时形成的形象，它往往最深刻，而且常会成为一种基本印象而影响对他人各方面的评价。俗话说，“先入为主”，讲的就是这个道理。人们很重视给别人的第一印象，但也该看到，第一印象得之于较短时间的接触，又无以往的经验作参考，主观性、片面性较强。所以，一定要注意其消极的一面，既不能因第一印象不好而全盘否定，又要防止被表面的堂皇所迷惑。“金玉其外，败絮其中”，这样的例子也屡见不鲜。要练就一番透过现象看本质的本事，在长期的相处中全面、正确地认识和了解他人。

2．不因一时一事评价人

某人刚犯了一个大错误，于是就有人发现，他从来就不是好人。这是近因效应在作怪。在较为长期的交往中，最近的印象比最初的印象更占优势，这是一种心理惯性。由于这种惯性的作用，人们往往会以最近的印象来评价人。另外，还有所谓“光环”效应，某人的一种优点、优势放大变成了笼罩全身的“光环”，甚至原来的缺点也被掩盖或者蒙上一层夺目的光彩。这种对他人认知的最大失误就在于以偏概全。

3．切莫先入为主

第一印象固然是一种先入为主，除此之外，在我们的头脑中，总是有一些潜在的，得之于各种途径的观念，并常常以此来评价和判断他人，因为这样做所消耗的心理能量最少，也就是说，它最省事。但是图省事往往会造成一些认知偏差。什么美国人开放，英国人保守，商人精明世故，农民老实本分……这些说法虽与某些人的特征相吻合，但绝不是个个如此，还要“具体问题具体对待”。人如其面，各个不同，不能用概念来衡量人，把人简单化。

第五节 走出社交恐惧症的阴影

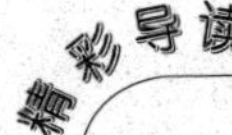

1. 何为“社交恐惧症”
2. 社交恐惧症的类型
3. 社交恐惧症的患病人群
4. 如何走出社交恐惧的心理误区

社交是现代生活中人人不可缺少的活动，但是，许多性格内向的人，尤其是年轻女性，会在人际交往中感到惶恐不安，并出现脸红、出汗、心跳加快、说话结巴和手足无措等现象，这一现象称之为“社交恐惧症”。

社交恐惧症有以下几种类型：

（1）根据社交对象又可分为两类

① 一般社交恐惧症：如果你患了一般社交恐惧症，在任何地方，任何情境中，你都会害怕自己成了别人注意的中心。你会发现周围每个人都在看着你，观察你的每个小动作。你害怕被介绍给陌生人，甚至害怕在公共场所进餐、喝饮料。你会尽可能回避去商场和进餐馆。你从不敢和老板、同事或任何人进行争论，不敢捍卫你的权利。

社交恐惧症患者总是担心会在别人面前出丑，在参加任何聚会之前，他们都会感到极度的焦虑。他们会想象自己如何在别人面前出丑。当他们真的和别人在一起的时候，他们会感到更加不自然，甚至说不出一句话。当聚会结束以后，他们会一遍一遍地在脑子里重温刚才的镜头，回顾自己是如何处理每一个细节的，自己应该怎么做才正确。社交恐惧症都有类似的躯体症状：口干、出汗、心跳剧烈、想上厕所。周围的人可能会看到的症状有：红脸、口吃结巴、轻微颤抖。有时候，患者发现自己呼吸急促，手脚冰凉。最糟糕的结果是，患者会进入惊恐状态。

② 特殊社交恐惧症：如果你患了特殊社交恐惧症，你会对某些特殊的情境或场合特别恐惧。比如，你害怕当众发言，当众表演。尽管如此，你在别的社交场合却并不感到恐惧。推销员、演员、教师、音乐演奏家，等等，经常都会有特殊社交恐惧症。他们在与别人的一般交往中并没有什么异常，可是当他们需要上台表演，或者当众演讲时，他们会感到极度的恐惧，常常变得结结巴巴，甚至愣在当场。

（2）根据症状，社交恐惧又可细分为许多种

① 赤面恐惧。一般人在众人面前时，经常会由于害羞或不好意思而脸红，但赤面恐惧患者却对此过度焦虑，感到在人前脸红是十分羞耻的事，因此非常畏惧到众人面前。患者一直努力掩饰自己的赤面，尽量不被人觉察，并因此十分苦恼。

患者惧怕到众人面前，在乘公共汽车时，总感到自己处在众人注视之下，终于连公共汽车也不敢乘。如有位赤面恐惧的学生患者，对上学乘公共汽车感到痛苦，便总是在别人上车完毕，公共汽车快开时才匆匆上车，以此方法避开人们的注目。因为坐下会与别人正面相对，便干脆站在车门口来隐藏自己的赤面。又如一位学生患者，因赤面恐惧不能乘公共汽车，只好坐出租车或干脆步行。在必须乘公共汽车时，就事先喝上一杯酒，使别人认为他脸红是喝酒所致，以此自我安慰，或拼命奔跑急匆匆上车，解开衣服的纽扣，用什么东西扇着风，让别人相信他脸红是由于奔跑所致，以掩饰赤面。上述症状在正常人看来似乎很可笑，但对患者来说却像落入地狱般痛苦不堪。他们觉得不治好赤面恐惧症状，一切为人处世等都无从谈起。

② 视线恐惧。患者主诉与别人见面时不能正视对方，自己的视线与对方的视线相遇就感到非常难堪，以至于眼睛不知看哪儿才好。患者急于强迫自己稳定下来，但往往事与愿违，终于不能集中注意力与对方交谈，谈话前言不搭后语，而且往往失去常态。

有的视线恐惧患者与许多人同在一个房间时，主诉不能注意自己对面

的人，而强迫得注意旁边其他人的视线，或认为自己的视线朝向旁边的人而使其感到不快。结果患者的精力无法集中于对面的人。有的学生患者在上课时，总是不由自主地去注意自己旁边的同学，或总感到旁边的同学在注意自己，结果影响了上课，并给自己带来无比的痛苦。

③ 表情恐惧。患者总担心自己的面部表情会引起别人的反感，或被人看不起，对此惶恐不安。表情恐惧多与眼神有关。患者认为自己眼神令其他人生畏，或认为自己的眼神毫无光彩等。

④ 异性恐惧。主要症状与前几种情况大致相同，只是患者在与异性或者自己的上级接触时，症状尤其严重，感到极大的压迫感，不知所措，甚至连话也说不出来。与自己熟识的同性及一般同事交往则不存在多大问题。

⑤ 口吃恐惧。口吃恐惧可归类于社交恐惧的一种。患者本人独自朗读时没有什么异常，但到别人面前时，谈话就难以进行，或出现发音障碍，或才说到一半儿就说不下去了。有些患者对此忧心忡忡，因不能顺利地与人交谈而感到自己是个残缺的人，并因此而非常苦恼。

心病还需心药医

1．学会毫无畏惧地看着别人，并且是专心的

当然，对于一位害羞的人，开始这样做比较困难，但你非学不可。试想，你若老是回避别人的视线，老盯着一件家具或远处的墙角，不是显得很幼稚吗？难道你和对方不是处在一个同等的地位吗？为什么不拿出点勇气来，大胆而自信地看着别人呢？

2．多读书

有时你的羞怯不完全是由于过分紧张，而是由于你的知识领域过于狭窄，或对当前发生的事情知道得太少的缘故。假若你能经常读些课外书籍、报刊，开拓自己的视野，丰富自己的阅历，你就会发现在社交场合你可以毫无困难地表达你的意见。这将会有力地帮助你树立自信，克服羞怯。

3．做一些克服羞怯的运动

例如：将两脚平稳地站立，然后轻轻地把脚跟提起，坚持几秒钟后放

下，每次反复做30下，每天这样做两三次，可以消除心神不定的感觉。

4．深呼吸

害羞使人呼吸急促，因此，要强迫自己做数次深长而有节奏的呼吸，这可以使紧张心情得以缓解，为建立自信心打下基础。

5．转移注意力

与别人在一起时，不论是正式与非正式的聚会，开始时不妨手里握住一样东西，比如一本书、一块手帕或其他小东西。握着这些东西，对害羞的人来说，会感到舒服，而且有一种安全感。

第六节 嫉妒是影响交往的大障碍

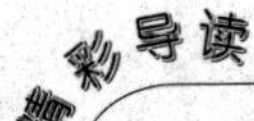

精彩导读

1. 嫉妒的积极和消极作用
2. 交往中嫉妒心理的表现
3. 怎样克服人际交往中的嫉妒心理
4. 正确看待自己的长处
5. 嫉妒心理的自我调节

嫉妒，从某种意义上来说，是人类的一种普遍的情绪。现代社会是一个崇尚成功的社会，然而，在激烈的竞争当中，有人成功，就必然有人失败。失败之后所产生的由羞愧、愤怒和怨恨等组成的复杂情感就是嫉妒。

忌妒的特点是：针对性——与自己有联系的人；对等性——往往是和自己职业、层次、年龄相似而超过自己的人；潜隐性——大多数忌妒心理潜伏较深，体现行为时较为隐秘。

嫉妒有两方面的意义：一方面，嫉妒具有积极的意义。莎士比亚把嫉妒比作爱情的卫道士。确实，你的恋人如果反对你同别的异性接触和交往，正是反映了他（她）对你的爱的程度。反之，如果他（她）从不“吃醋”，那么你们之间的爱情恐怕还处在很低的水平，或者已经到了危险的地步。因此，嫉妒在爱情里面还是有一定的积极意义的。如果嫉妒能够转化成为前进的动力，则是积极的；另一方面，嫉妒在更多的时候表现为消极的意义。嫉妒常常会导致中伤别人、怨恨别人、诋毁别人等消极的行为。嫉妒往往是和心胸狭隘、缺乏修养联系在一起的。心胸狭隘的人会因一些微不足道的小事而产生嫉妒心理，别人任何比他强的方面都成了他嫉妒的缘起。缺乏修养的人会将嫉妒心理转化成消极的嫉妒行为，严重地破坏人际关系。

西班牙作家赛万斯指出：“忌妒者总是用望远镜观察一切，在望远镜中，小物体变大，矮个子变成巨人，疑点变成事实。”忌妒是对与自己有联系的、而强过自己的人的一种不服、不悦、失落、仇视，甚至带有某种破坏性的危险情感，是通过把自己与他人进行对比而产生的一种消极心态。当看到与自己有某种联系的人取得了比自己优越的地位或成绩，便产生一种嫉恨心理；当对方面临或陷入灾难时，就隔岸观火，幸灾乐祸；甚至借助造谣、中伤、刁难、穿小鞋等手段贬低他人，安慰自己。正如黑格尔所说：“有忌妒心的人自己不能完成伟大事业，便尽量去低估他人的伟大，贬低他人的伟大性使之与他本人相齐，因此有必要对其进行克服。”除此之外，还有以下几种心理障碍也影响着你的人际交往：

（1）自卑。美国心理学家的研究表明，儿童时期如果各项活动取得成绩而得到老师、家长及同伴的认可、支持和赞许，便会增强他们的自信心、求知欲，内心获得一种快乐和满足，就会养成一种勤奋好学的良好习惯。相反，他们会产生一种受挫感和自卑感。个体自卑感的形成主要是社会环境长期影响的结果。自卑的浅层感受是别人看不起自己，而深层的理解是自己看不起自己，即缺乏自信。

（2）自负。只关心个人的需要，强调自己的感受，在人际交往中表现为目中无人。与同伴相聚，不高兴时会不分场合地乱发脾气；高兴时则海阔天空、手舞足蹈讲个痛快，全然不考虑别人的情绪和别人的态度。另外，在对自己与别人的关系上，过高地估计了彼此的亲密度，讲一些不该讲的话。这种过于亲昵的行为，反而会使他人出于心理防范而与之疏远。

（3）多疑。这是人际交往中的一种不好的心理品质，可以说是友谊之树的害虫。正如英国哲学家培根所说：“多疑之心犹如蝙蝠，它总是在黄昏中起飞。这种心情是迷人的，又是乱人心智的。它能使你陷入迷惘，混淆敌友，从而破坏他人的事业。”具有多疑心理的人，往往先在主观上设定他人对自己不满，然后在生活中寻找证据。带着以邻为壑的心理，必然把无中生有的事实强加于人，甚至把别人的善意曲解为恶意。这是一种狭隘的、片面的、缺乏根据的一种盲目想象。

(4) 敌视。这是交际中比较严重的一种心理障碍。这种人总是以仇视的目光对待别人。这种心理或许来自童年时期的虐待，从而使他们产生别人仇视我，我仇视一切人的心理。对不如自己的人以不宽容表示敌视；对比自己厉害的人用敢怒不敢言的方式表示敌视；对处境与己类似的人则用攻击、中伤的方式表示敌视，使周围的人觉得随时有遭受其伤害的危险而不愿与之往来。

(5) 羞怯。羞怯心理是绝大多数人都会有的一种心理。具有这种心理的人，往往在交际场所或大庭广众之下，羞于启齿或害怕见人。由于过分的焦虑和不必要的担心，使得他们在言语上支支吾吾，行动上手足失措。长此下来，会不利于同他人正常交往。

(6) 干涉。心理学研究发现，人人需要有一个不受侵犯的生活空间；同样，人人也需要有一个自我的心理空间。再亲密的朋友，也有个人的内心隐秘，有一个不愿向他人袒露的内心世界。有的人在相处中偏偏喜欢询问、打听，传播他人的私事，这种人热衷于探听别人的情况，并不一定有什么实际目的，仅仅是以刺探别人隐私而沾沾自喜的低层次的心理满足而已。

正因为嫉妒产生会消极作用，所以我们要努力地克服它。当我们有很多事情要做时，我们就无暇去嫉妒别人。因此，积极参与各种有益的活动，努力学习，勤奋工作，使自己真正充实起来，那么，嫉妒的毒素就不会孳生、蔓延。为了缓解自己的失败带来的心理上的不平衡感，可以找一些理由，使自己不再嫉妒别人。可以说“我的运气不太好而已”，“这样的成功没有什么价值”，以此排解心中不满，避免产生嫉妒。这种方法只是权宜之计，不能过分使用，否则可能又会产生其他消极的心理障碍。一个人在嫉妒别人时，总是注意到别人的优点，却不能注意自己比别人强的地方。其实任何人都有不如别人的地方，当别人在某些方面超过我们时，我们可以有意识地想一想自己比对方强的地方，这样就会使自己失衡的心理天平重新恢复到平衡的状态。总之，对别人产生了嫉妒并不可怕，关键要看你能不能正视嫉妒。如果能把嫉妒转化为成功的动力，化消极为积极，往往会使你赶上甚至超过别人。这一切都取决于你自己。

1．能客观评价自己

嫉妒是一种突出自我的表现。无论什么事，首先考虑到的是自身的得失，因而引起一系列的不良后果。所以当嫉妒心理萌发时，或是有一定表现时，要能够积极主动地调整自己的意识和行动，从而控制自己的动机和感情。这就需要冷静地分析自己的想法和行为，同时客观地评价一下自己，找出一定的差距和自己的想法和行为，同时客观地评价一下自己，找出一定的差距和问题。当认清了自己后，再重新看别人，自然也就能够有所觉悟了。

2．树立正确的人生观

要胸怀大度，宽厚待人。和我们自己一样，每个人都有成功的渴望。我们在自己获得成功时一定也要尊重别人的成绩和才华。

3．看到自己的长处

克服嫉妒心理，首先必须正确认识自己，既看到自己的短处，也看到自己的长处，就不会有处处不如人的想法。

4．化嫉妒为动力

当看到自己的不足时，不怨天尤人，自暴自弃，而应加倍努力，奋起直追。尤其要克服乱攀比的心态，要善于学习，勇于超越，久而久之，嫉妒心理就会消失。

5．自我宣泄

有时面对生活和事业上的巨大落差，或社会的种种不公正现象，人们都难免一时的心理失衡和嫉妒。这时，要是实在无法化解的话，也可以适当的宣泄一下。可以找一个较知心的亲友，痛痛快快地说个够，出气解恨，暂求心理的平衡。发泄完以后你可能就会觉得好受许多。当然，这种方式并不能最终解决嫉妒心理，还需要其他方面的调整。

第八章

别让压力损害你的健康

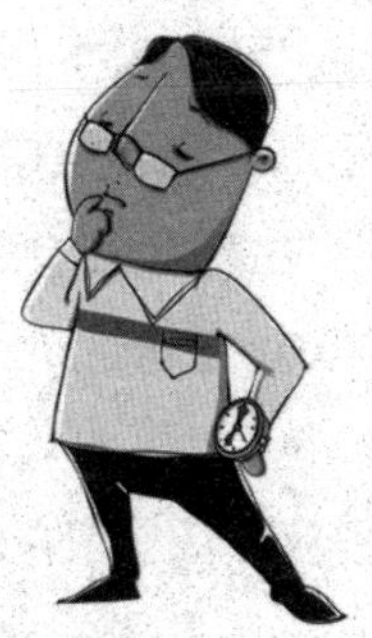

第一节　学会处理心理压力

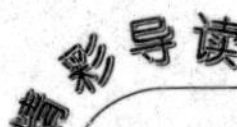

精彩导读

1. 产生压力的根源
2. 面对压力时该如何处理压力
3. 五个处理压力的轻松疗法

生活中有许多事情看起来很普通和平凡，但往往会因为个人的认识、既往的经历和思维方式不同而给人的身心健康造成不良影响。心理学家早已研究发现，长期超负荷、难以预测和控制的工作会对人的健康构成危害，现代生活中高血压、心脏病、睡眠障碍等身心疾病患病率居高不下，很大程度上与都市生活的竞争和压力有关。在现代社会里，压力普遍存在于人们的生活中，它是人们进取的动力，但也可能带给人们各种身心疾病，破坏生活品质。

所谓的压力，是当我们去适应由周围环境引起的刺激时，我们的身体或者精神上的生理反应。这种反应包括身体成分和精神成分，还可以导致其他的积极的或者消极的反应。

人活着就会感受到压力。没有人是可以“免疫”的，不管你喜欢与否，压力是生活的一部分，会每天伴随着我们。压力也是一种正常现象，每个人都会经历，譬如：头发剪坏了、争吵、迟到等，都是压力的导火线。

一般而言，98%的压力来自芝麻小事，只有2%的压力可能造成生活上的大问题。然而，这2%的压力却产生了98%的“负面性压力”。有人面对压力会暴饮暴食、酗酒、吸毒、变成工作狂……，但有人却会把压力视为机会，借着压力将自己转化得更成熟稳健。

压力可以是问题，也可能是机会。若是你不懂得如何处理压力，它便对你有害；反之，压力可以帮助你了解自己，使你更加成熟。

1．确定目标并朝目标努力

造成个人压力的主要原因之一是感觉生活漫无目标。没有计划及目标，深化是很难有方向的，确定踏实而做得到的目标比一个浮夸不实的目标对你有益。目标和计划不仅提供生活的旨趣和方向，同时也能缓解每天生活上及工作上的压力。

2．发掘你的本性

你的本性是像乌龟一样的平缓？或是像赛马一样的快速？找出你属于哪一类型，好好运用它。当赛马想变成乌龟时，则经常会造成心理压力。反之亦然。认清自己本性，你就能善于利用压力。多阅读心理压力及相关的书籍有助于你发掘本性，也能改变你的行为及生活。

3．人际关系

没有什么比与他人交往更能有效地治疗和预防压力的了。小孩子都知道而我们也不该忘记，我们都需要爱和欢笑。要知道何处是你的支持网，在何处可以得到聆听、关爱和帮助。如果你找不到支持网，那么你真该去结交些朋友了。

4．接受无法改变的事实

如果你的年龄已经超过30岁，那么你参加国家体操队的机会就很小了，要能接受这一现实。如果你小于30岁就想成为一位睿智者，那就操之过急了。时间与价值在改变，我们就应该接受这些改变。你是否已经接受这些无法改变的事实，还是对它感到愤怒、烦忧或是因为它而产生“压力”呢？

5．寻求一个温和而有趣的良好爱好

一个良好的爱好可以转换心理压力，能平静和舒适的舒解自己。寻求一个适合自己的良好的爱好是处于过度压力所必需的缓解剂。良好的爱好如慢跑、有氧运动、骑脚踏车、欣赏音乐或阅读等，它必须是你喜欢做的而且是你能做好、令你舒适、有规律且无竞争性的。

6. 从容的呼吸以控制攻击情绪

在受到压力时，呼吸会变得快且浅，在此时如果你能控制你的呼吸，以慢且深的方式，则会令你的牙关、舌头和局部松弛，而且能保持清醒的心智和冷静的头脑。

7. 事先准备和计划生活上的改变

许多生活中的变故是引起压力的原因，如离婚或分居、家人的死亡、负债、新人学、毕业和生产等等，这些情况大多是可以预计的，如能在事先考虑周详并有计划地予以处理，由此所引起的压力较小，也较容易应付。

心病还需心药医

1. 香气治疗

香气治疗法目前在日本颇为流行，它不是简单地买回一些植物汁或者植物油来享受其芬芳就完事，而有越来越多的商店开始利用这种香气为人们提供治疗服务，据说该治疗可以起到缓和人们紧张情绪和改进人际关系的神奇功效。很多美容院都已开展了这项服务。当然，如果没有条件的话，那么养几盆花（必须要有香味的那种），每天早晚跑去阳台各闻一次，随便做做伸展运动，也许压力也会随之一扫而光。

2. 音乐治疗

音乐同样具有安定情绪和抚慰的功效。想尽情地发泄一番，那就听一听摇滚乐；想理清一下情绪，那就听听古典音乐。在日本，有一种音乐减压馆，每天晚上都会播放一些轻松或者另类的音乐，人们听着音乐闭目养神。据说，持之以恒地做下去能够使人修炼到人和音乐合一的最高境界，从而达到减压的目的，每天前往这种场所的人有增无减。其实不去这些地方，买上一两张新碟（心情不好的时候强烈建议听摇滚乐），把自己关在房间里戴上耳机，你就可以尽情地沉浸在音乐的王国里面了。

3. 户外活动

如果你实在感到压力无处不在，令你喘不过气来，那么选择周末去郊外活动活动，可以约上二三知己（有异性的搭配为佳）一起行动，一边互谈人生、大吐工作中的苦水，一边尽情地享受户外清新的空气和幽美的田园景色，让该死的压力滚到一边去吧。

4．阅读治疗

有关专家指出，适当的阅读不仅可以增加知识，还可以安定人的情绪。

5．影视治疗

看电影也是一个很不错的减压方法。有空去跑跑电影院，悲剧片和喜剧片都是很好的选择。如果觉得一肚子的委屈没有地方可以发泄，选一部悲剧片来看看，或者在心情烦躁时去看一些喜剧片，“笑一笑，十年少”，压力早笑没了。

第二节　不要让自己的心也下岗

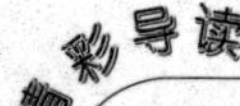
精彩导读

1. 下岗综合症的心理表现
2. 下岗综合症产生的原因
3. 如何面对和处理自己的下岗综合症心理

拥有一份满意的工作，是人们所向往的。即使拥有一份不满意的工作，对某些人来说也是一种幸事，因为工作是必需的。人为什么要工作？有些人认为工作是为了挣钱，养家糊口；另一些人则认为工作不仅是为了挣钱，更是个人价值观的体现，工作使他们达到自我实现。如果失去了工作，面临的不仅是经济危机，更重要的是心理上的失衡，个人价值观的丧失，自尊心的损伤。这些都会使人产生比经济危机还重的精神压力。因此，工作与我们的心理健康密切相关。

在我国的经济改革中，有许多人下岗了。多少年来吃大锅饭，拥有铁饭碗，稳定安全的固有模式被打破了。一些人无法接受这一现实，下岗后处于沮丧、焦虑、紧张、抑郁的心理状态，此时，如果没有得到社会和家庭的积极引导，很容易产生一种新的疾病——下岗综合症。

经过专家调查，下岗人员因年龄、性格、工种、工龄、人际关系、经济状况、文化程度的不同可能会出现以下心理问题：

（1）自卑心理。不少下岗人员，尤其是性格内向的人，会因下岗而产生强烈的自卑感，感觉自己无能，是个失败者。还有人感到自己被社会淘汰了。有些人甚至不愿被人知道自己下岗的现实，害怕被人耻笑，在亲朋好友面前抬不起头。有自卑心理的下岗人员往往把自己关在家里，不愿与人交往。这样，长期处于失败的体验之中，势必会影响身心健康。

（2）内疚心理。下岗待业意味着经济收入锐减，使家庭经济紧张，甚至陷入经济困境。当面对日益高涨的社会消费水平而无力购买时，许多下岗人员会因此深感内疚不安，觉得愧对家人和子女，从而陷入深深的自责之中，更加重了自卑心理。

（3）失落心理。离开了原来的工作岗位、原来的社会群体，离开了奋斗多年的事业，失去了奋斗的目标后，整天闷在家里无所事事，就会产生失落感与被遗弃之感，内心深感苦闷。即使再就业以后，如果不能重新树立奋斗目标，或者不能适应新的环境，也会存在一种寄人篱下的失落感。由失落感还会产生怀旧感，怀念过去的好时光，从而更增加对现状的不满，引起更严重的心理失衡。

（4）焦虑心理。焦虑是对危险或威胁的预料所引起的无方向的唤醒状态。下岗人员在感到怨恨、苦闷之余，更多的是感到焦虑不安，为家庭的生活担心，为自己和家人的前途担心，久而久之，变得脾气暴躁，容易发火。

莎士比亚说："聪明人永远不会坐在那里为他们的损失而哀叹，却用情感去寻找办法来弥补他们的损失。"想发挥自己的潜能，取得事业的成功，必须勇于忘却过去的不幸，重新开始新的生活。

心理学家说："性格决定人的命运，一个人能力再强，但性格有问题，就会影响能力的发挥。"同样，只要一个人具备坚韧的性格和不被困难所压倒的精神，那么任何打击、任何磨难都不会使他放弃自己的信念和追求。就像外国一句古老的名言所说，"不要为打翻的牛奶哭泣"，这句话包含了丰富深刻的哲理。过去的已经过去，历史就如"黄河之水天上来，奔流到海不复回"。不管从前多么辉煌，都已经成为历史。重要的是要接受现在的事实，让一切从头再来。分析下岗职工再创业的经历，不难看出，他们的成功与其坚强的性格、豁达乐观的处世态度有着密切的联系。

在一般情况下，下岗会产生诸如没面子、抱怨"命运不佳"、消极、刚愎自用、自暴自弃、异想天开等心理，表现为沮丧、抑郁、不能面对现实、怨天尤人，但却没有从行动上来改变自己，从而陷于巨大的心理落差之中不能自拔。而成功者则善于调整自己的心理状态，不回避或歪曲下岗现实，抛弃怨天尤人或自暴自弃的心理，乐观生活，积极调整自己的不良情绪。

心病还需心药医

1．充满自信

相信自己的智力、自己的才能、自己的判断。因为如果事情没开始就先打退堂鼓，如果自己都信不过自己，又怎能奢望别人高看自己？只有战胜自卑，才能实现超越。拥有了自信，便拥有了成功的一半。

2．客观公正地评价自己

做事的期望值不会高不可攀，也不会太低。能正视自己的优缺点，也能正视眼前的现实。但重要的是能想到下岗的又不是自己一人，有人能坦然面对，自己又何必戴上精神枷锁而不能解脱呢？虽失去了原来的岗位，但又为选择新岗位提供了机遇。“塞翁失马，焉知非福。”有了这种积极的心态，就能摆脱不良心理的束缚，把注意力引导到通过自己的努力实现再就业这方面来，从而发掘出很多以前自己也没有认识到的潜力，找到一条成功的再就业之路。

3．肯吃苦耐劳

只要不违法，老老实实做人，踏踏实实干事，就没有过不去的火焰山。下岗只不过是让生活轻轻撞了一下腰，它永远不会压垮人，只会使人变得更坚强。因此无论是从零开始的创业者，还是重新找到工作的上岗者，他们都十分珍惜来之不易的工作机会，对工作尽职尽责，做出了自己最大的努力，从而也找回了自尊，实现了自我价值。

4．即使下岗了也不要灰心

与其等待，不如从现在做起，依据自身条件努力去拼搏，寻求新发展。不要被面子和条件所困扰，没有文凭同样可以再就业，没大本钱也能做合法生意。只要你肯付出诚实的劳动，就一定会得到社会的回报。记住，不管路有多远，只要我们的心没有下岗，我们就能到达成功的终点。

第三节　工作压力的自我调适

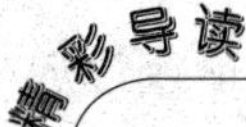

1. 缓解压力的四个原则
2. 六种调适工作中的心理压力的办法

很多现代人都生活在一定的压力之下。据统计，与工作压力相关的心理、生理方面的疾病已成为导致员工缺勤、停工、意外事故的主要原因。如何缓解心理压力，保持身体健康成了人们普遍担心的问题，心理专家给出了以下四个缓解压力的原则：

（1）减压先要解开心结。有一则小寓言，说有一种小虫子很喜欢捡东西，在它所爬过的路上，只要是能碰到的东西，它都会捡起来放在背上，最后，小虫子被身上重物压死了。

人不是小虫子，但人在社会生活中的所作所为又极像小虫子，只不过背上的东西变成了“名、利、权”。人总是贪求太多，把重负一件一件披挂在自己身上，舍不得扔掉。假如能学会取舍，学会轻装上阵，学会善待自己，凡事不跟自己较劲，甚至学会倾诉发泄释放自己，人还会被生活压趴下吗？

（2）适度转移和释放压力面对压力，转移是一种最好的办法。压力太重背不动了，那就放下来不去想它，把注意力转到让你轻松快乐的事上来，等心态调整平和以后，已经坚强起来的你，还会害怕你面前的压力吗？比如做一下体育运动。体育运动能使你很好地发泄，运动完之后你会感到很轻松，这样就可以把压力释放出去。

（3）对压力心存感激。人生怎能没有压力？的确，想想并不曲折的人生道路，升学、就业、跳槽，从偏远的乡村走向繁华的都市，我们的每一个足迹都是在压力下走过的。没有压力，我们的生活也许会是另外一个模样。当我们尽情享受生活乐趣的时候，都应该对当初让我们曾经头疼不已的压力心存一份感激。

(4) 用积极的态度面对压力。在充满竞争的都市里，每个人都会或多或少地遇到各种压力。可是，压力可以是阻力，也可以变为动力，就看自己如何去面对。社会是在不断进步的，人在其中不进则退，所以当遇到压力时，明智的办法是采取一种比较积极的态度来面对。实在承受不了的时候，也不让自己陷入其中，可以通过看看书、涂涂画、听听音乐等，让心情慢慢放松下来，再重新去面对。到这时往往就会发现压力其实也没有那么大。

有些人总喜欢把别人的压力放在自己身上。比如，看到别人升职、发财，就总会纳闷，为什么会这样呢？为什么不是自己呢？其实只要自己尽了力，做好自己的工作就可以了。有些东西是急不来也想不来的，与其让自己无谓地烦恼，不如想一些开心的事，多学一些知识，让生活充满更多色彩。

心病还需心药医

1．不要把工作当成一切

当你的大脑一天到晚都在想工作的时候，工作压力就形成了。一定要平衡一下生活，分出一些时间给家庭、朋友、嗜好等，最重要的是娱乐，娱乐是对付压力的良方。

2．分散压力

可能的话把工作进行分摊或是委派以减小工作强度。千万不要陷入到一个可怕的泥潭当中，认为你是唯一能够做好这项工作的人。如果这样的话，你的同事和老板同样也会有那样的感觉，于是就会把工作尽可能都加到你的身上。这样你的工作强度就要大大增加了。

3．享受个人空间

不要总是想着工作，努力在每天都安排一段时间处理自己的事情，如与家人、朋友在一起等。

4. 建立良好的办公室关系

与同事建立有益的、愉快的合作关系；与老板建立有效的、支持性的关系，理解老板的问题并让老板也理解你的问题，了解自己和老板在工作中的权利和义务。

5. 暂时将压力抛开

一天中多进行几次短暂的休息，做做深呼吸，呼吸一下新鲜空气，可以使你放松大脑，防止压力情绪的形成。千万不要放任压力情绪的发展，不能使这种情绪在一天工作结束时升级成为压倒你的工作压力，时不时地做做深呼吸缓释一下压力。

6. 随它去

辨别一下你能控制和不能控制的事情，然后把两类事情分开，归为两类，并列出清单。开始一天的工作时，首先给自己约定：不管是工作中的还是生活中的事情，只要是自己不能控制的就由它去，不要过多地考虑，给自己增添无谓的压力。

7. 适当运动

每天寻找时间放松，如呼吸新鲜空气，做适量的运动、散步，时常出入一下办公室，变换一下环境，这些活动有助于释放压力，放松大脑，恢复精力。

8. 及时总结，妥善计划

对所有的出色工作都记录在案，并不时查阅，一是总结经验，二是为自己寻找自信。为将要进行的工作制订一些短期计划，做尽可能细致的准备。

第四节　中年男子的心理恐惧

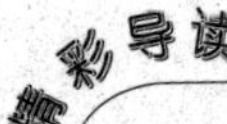

精彩导读

1. 中年男子心理恐惧的类型及原因和表现
2. 灰色心理产生的原因
3. 如何克服心理恐惧

不少中年男子因事业和家庭所累，为了身上肩负的“使命”，每天不停地忙碌、奔波着，从而忽视了自己的身心健康。男子自古以来就是与“刚毅”、“勇敢”这些词汇相联系的。在一本著名辞典里这样写道：大丈夫气概乃是男子汉的本色，刚毅的斗争精神，朝气蓬勃，坚定不渝，无私无畏，在战斗和危险的情况下，沉着勇敢，坚韧不拔。其实，男性也有许多心理上的恐惧与担心。归纳起来，男性生活中心理恐惧主要有5种：

（1）由于男性在家庭经济来源中所占的比重较大，再加上“挣钱养家”的传统观念影响，所以男性的最大恐惧是在职业和经济方面。

（2）很多男性时常会怀有被人舍弃的担心。男性在中年之后会特别害怕妻子或子女的轻视或离弃，所以，一遇到家庭成员对自己态度不恭，就会反应很敏感。

（3）对子女的不成才产生忧虑。望子成龙的心理，男性往往比女性更为热切，中年男子通常深恐子女们不能达到他们的期望，形成一种经常性的精神负担。

（4）对于失去身体健康的恐惧。男性最怕的另一件事就是失去独立自主的能力，必须依赖别人的照顾。通常，这种情况往往是在身体有病的时候容易发生。

（5）男性对自己体力衰退，性能力减弱的担忧要比女性强烈得多。对于上述种种心理现象，心理学家称之为灰色心理病。

灰色心理病一般多发生于进入中年期的男性，主要表现为：精神萎靡不振，郁郁寡欢，焦躁不安，但自己又否认有任何心理变异。

灰色心理病的发生与多种因素有关。从身体机能来说，中年人的动作敏捷性已从顶峰状态开始下降，常会感到做事力不从心。从心理机能来说，大部分中年人的学习、记忆能力开始衰退，而且缺少变化的生活环境，使他们易产生枯燥乏味感。从家庭负担来看，中年人往往上有父母，下有子女，各种琐事的应酬耗费了大量的时间和精力，因此常使他们觉得压力太大，难以应付。那么如何克服上述心理恐惧，防治灰色心理病呢？

心病还需心药医

1．对人对事不要抱过高的期望

中年期是同龄人社会地位、经济收入产生悬殊差距的时期。面对同龄人成为上司或时代骄子，应该坦然豁达，避免产生嫉妒和自卑心理。社会是复杂的，又是光怪陆离的，有些差距是由于机遇造成的，无须让怨天尤人的情绪困扰自己，而应该用脚踏实地的工作、广泛的兴趣来充实生活，取代不良情绪。要根据自己的条件和现实允许度确定期望值，不要勉强去做根本办不到的事情，保证将心理平衡建立在理智的基础上，实现“知足者常乐”。其实，幸福常常是一种主观上的感觉，是一种心理状态。

2．要心胸开阔、情绪稳定而乐观

在中年人的致病因素中，社会因素对心理的刺激居于重要地位。因此，中年人在复杂的工作与生活环境中，培养开阔的胸怀，养成不计较小事、即使对重大事件也能保持克制力的良好心理显得尤为重要。平时遇到不顺心的事情，即使是重大的人生挫折，都应学会尽快从不良情绪中解脱出来，保持一种稳定而乐观的情绪。

3．要建立良好的人际关系

健全的心理适应能力是建立在良好的人际关系基础上的。要善于同性格、爱好、脾气秉性不同的人相处，要学会正确评价自己，客观看待自己的优缺点，要注意不断增进对周围人的了解。记住，只有多交流、多了解、多信任、多尊重，才能缩短彼此间的心灵距离，才能减少和避免各种不愉快事情的发生。此外，应积极参加各种社会活动。不断开阔眼界，扩大交往范围，这样可以增强心理上的安全感。

4．做自己喜欢做的事

人到中年，事业、家庭趋于稳定，生活变得平淡、缺乏新意。这时要多花一些时间反省自己，学会拿得起、放得下，多做一些自己喜欢做的事，并大胆进行新的尝试，以使心态永远保持年轻。

5．劳逸结合

中年人往往在单位是顶梁柱，工作丝毫松懈不得；在家中是主心骨，既要照顾年老体弱的父母，还不能放松对孩子的教育引导。这些都应该统筹兼顾，合理安排。不要因繁忙而忽视娱乐活动，娱乐既是一种积极的休息方式，又是调剂心态的良方。体育锻炼也很重要，它可以使中年人的体质增强，身心潜力得到更好的发挥。

中年男子要特别注意身体的健康，保持生活正常化和规律化。不要做无谓的冒险，要让自己的精神处于相对稳定状态。此外，要学会应付压力，面对来自家庭与社会的巨大压力，要学会化解压力，应付压力，这样可以减轻你的心理负担。

第五节 中年女性怎样面对心理压力

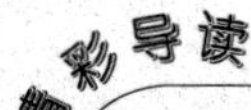

1. 中年女性产生心理压力的原因
2. 心理压力的主要表现
3. 中年女性如何调节心理压力

人到中年，在生理上是身体的转变时期，处于多事之秋。特别是此时的中年女性，生活压力大，家庭负担重，往往承受着超过男性的心理压力。

这些压力主要表现为以下三对矛盾。

（1）工作与家庭的矛盾。工作要求敬业、进取和开拓精神；家庭里却被要求成为温柔、贤惠、本分的妻子、母亲。这种不同角色的反差所引起的冲突势必会对她们心理产生影响。

（2）社会生活与家庭生活的矛盾。传统上，中年女性被要求在家庭生活中担负比男人更多的责任，因此她们在社会上与男性竞争时不得不背上沉重的包袱，从而加大了压力。

（3）过高期望与这一期望难以实现的矛盾。不少中年女性事业心较强，对自己的期望值比较高。但是，由于社会性别的歧视，有些人常常遇到挫折，使期望难以实现，以致出现心理障碍。过重的心理压力必将导致身心疾病的产生，损害自身的健康。在生理方面，中年女性往往有一种疲劳感，自觉身体虚弱无力，即便多休息也不易缓解。此外，还容易出现头晕、偏头痛、痛经、月经不调等症状。有过重心理压力的女性，可能有长期或频繁发作的烦闷、不快和失眠，或出现暴躁易怒、空虚、无故悲伤和失落感。那么中年女性应如何调节心理压力呢?

心病还需心药医

1．保持良好个性

中年女性应注意培养踏实、克制、有涵养、坚韧、热心、勇敢的个性，不要软弱、孤僻、过分内向。

2．保持健康的情绪

热爱工作，热爱生活，热爱自然，向往美好的未来，经常提出有上进性的目标，激发健康情绪，防治消极情绪；正确认识自身与常观规律，适应规律；心胸豁达，不囿于一时一地的得失成败。

3．增强适应能力

中年女性要努力调整自我，增强适应能力，学会对各种现象做出客观的分析、正确的判断；在生活中遇到矛盾时不退缩、不沮丧，树立起战胜困难的信心和勇气。

4．善于解脱压力

人生征途上常是顺境与逆境交替，失败与成功并存。中年女性要做到遇事想得开，不钻“牛角尖”，身处逆境时能进行自然安慰、自我解脱，始终保持良好的心理状态。

5．及时宣泄不良情绪

当感到巨大的心理压力和出现悲伤、愤怒、怨恨等情绪时，要勇于在亲友面前倾诉，作合理的宣泄，在他们的劝慰和开导下，不良情绪便会慢慢消失。

6．建立良好的人际关系

家庭中，中年女性要赡养老人、培育子女，这就要求处好人际关系。首先要理解、尊重他人，真诚相待。理解与宽容是处理好人际关系的两大法宝。

7．科学生活方式

生活单调是许多疾病形成的原因之一。建立文明、健康、科学的生活方式，对于提高身体素质，防止积劳成疾至关重要。合理安排生活节奏，做到起居有常、睡眠充足、有劳有逸，学会在繁忙中求得休息，培养广泛的兴趣爱好，工作之余养花植树、欣赏音乐、练习书法、绘画、打球、练太极拳等，可以怡人情志，调和气血，利于健康。

8．加强体育锻炼

选择适合自己的锻炼项目，持之以恒。

第六节　工作不是生活的全部

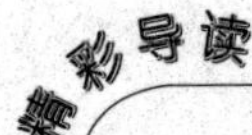

1. 让你成为工作狂的原因
2. 不要让工作成为生活的全部
3. 工作狂的自我心理调适法

在我们周围，不难遇到这样的人，他们每天工作超过十小时，脑子里从来没有周末、节假日的概念；他们基本不会有上下班的界限，家是一个有床的办公地点，而办公室则随时可以成为加班时躺倒睡觉的“家”；即使偶尔陪家人散心逛街，也多半是人在心不在，脑子里念念不忘的还是工作……对于工作，他们可以说是已经到了一种痴迷状态，一旦离开了工作，就会精神不振，毫无生气，陷入无所事事的状态，他们是“工作狂”。

观察身边的工作狂，大概有几种不同原因：

(1) 真正热爱工作或金钱，不以为苦，反以为乐，乐此不疲，激情不减。

(2) 没有营造起真正属于自己的生活。这样的人，或者因为客观原因两地分居，家人不在身边，或者缺少与工作彻底无关、只为愉悦身心的兴趣爱好，生活单调乏味，只有同事没有朋友，不得不从工作中寻找乐趣。

(3) 把工作当做逃避手段。这样的人可能在生活中有某种苦恼、不满或自卑，为了逃避或者忘却这些令人伤神的事，只好疯狂地投入工作，他们只有在忘我工作时才能体会到自信和快感。刚刚失恋的人也很容易成为这样的工作狂。

人类在激流勇进的文明化进程中所付出的重大代价就是对自身的压榨。所谓“过犹不及”，我们需要找到一份自己喜欢的工作，在工作的过程中体会快乐和价值，但也并不应该鼓励工作狂。

毕竟，生活的概念要比工作大得多，生命的意义也不能仅仅依靠工作上的成功来证明。过分依赖职场竞争带来的成就感与充实感，忽视对个人生活和家庭生活必要的经营与维护，不但不能逃避寂寞空虚，结果往往是吞咽更深的失望和孤独。

心病还需心药医

1．如果你本人是个工作狂，首先需要调整心态

金钱、权力、荣誉等等，这一类的成功永远没有止境，而你的时间、精力、健康、生命却都是有限的。事业的成功无法替代家庭生活对人的价值。多与家人、朋友、同事交流，必要时还可以寻求心理咨询师的帮助。工作中，多加强自身时间管理能力、项目管理能力的培养，组建高效的团队，通过合理的分工和授权，提高整个团队的工作效率，让自己能从工作中逐步“解脱”。

2．如果你遇到了工作狂上司，那么就试着从心理上理解和接纳他们的做法

不要一味排斥、抱怨上司，以避免双方关系的恶化。其次，多配合他们的工作，尽下属之责，争取成为他们信任的好助手。如果对他们的工作方式你确实不能接受，也应该大胆表达出来，当然必须注意寻找合适的时机和方式。毕竟，从乐观的角度看，你可能会因此有更好的业绩。虽然是情非得已，但也算不无收获。

第七节　心理减压十法

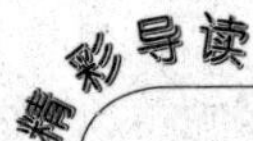

1. 心理专家的建议
2. 心理减压十法

心理专家建议，从心理健康角度来讲，人们在遇到一些压力的时候尽量能够想办法释放自己的压力，比如说找朋友聊天，实在觉得压力大，不妨找心理医生倾诉，做一些户外运动或者是做些体育活动。遇到压力及时缓解，在压力中更好地适应环境，学会坦然面对现实，绝不逃避，通过静心、自我暗示等方式积极地进行心理调整，这样才不容易患精神疾病。

专家还建议，平时比较容易烦躁不安的人，要提高自己应对突发事件的能力，提高心理承受能力，并进行适度的放松训练，稳定自己的情绪。一旦出现心理不适症状，应及时找心理医生咨询求治。

心病还需心药医

1．设定现实的目标

对自己和别人的期望值要现实些，使之切实可行。

2．将压力写出来

一旦将压力逐个地写出来，你就会发现，只要各个击破，其实压力很容易缓解。

3．统筹安排

事情往往分为必须做、应该做和想做的。如果必须做的事没做，就会增加内心的紧张或压力。所以，您只要先把必须做的事完成，就会减轻压力。

4．适时放松

每个人在工作之后都需要放松，如听音乐、洗澡、看喜剧片、外出旅游和保证充足的睡眠等。

5．慢慢用餐

用足够的时间吃饭可以缓解压力，狼吞虎咽会增加紧张情绪。

6．想象

比如想象在蓝天白云下，自己坐在平坦的草地上，心中充满安详、宁静、平和的感受，这样可在短时间内缓解紧张，恢复精力。

7．闻香气

香气能抑制大脑边缘系统的神经细胞，对舒缓神经紧张和心理压力有明显的效果。

8．读书

当您在书的世界遨游时，一切忧愁悲伤便会付诸脑后，烟消云散。读书可以潜移默化地使一个人逐渐变得开朗豁达，不惧压力。

9．求助

当您需要别人倾听、提出建设性的意见和帮助时，尽管开口。

10．想哭就哭

哭能缓解压力，让情感抒发出来要比深埋在心里有益得多。

第八节 “心理奴隶”面面观

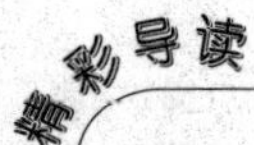

1. “心理奴隶”的类型
2. “心理奴隶”的防治对策

现代生活中，有相当一部分人在不知不觉中让别人掌握、控制着，扮演着“心理奴隶”的角色，他们从事自己憎恶的工作，生活在不喜欢的环境里，做着违背自己意愿的事情……下面具体介绍“心理奴隶”的5种类型和防治方法。

（1）“别人怎样想”的奴隶。这种“心理奴隶”最普通，对创造力和人格最具有破坏性，多见于心理不成熟的人。“我多说话，别人就会认为我爱出风头”、“我做那件事，别人会嘲笑我”……这种“别人”式的想法使之成为“别人”思维的奴隶。大部分这种“心理奴隶”还会去倾听不够资格的人的忠告，这会严重影响他们的创造力。

（2）“注定失败”的奴隶。这种类型的“心理奴隶”缺乏自我意识，认为自己很渺小，无法真正看清自己。他们经常抱怨“我没有好机会”、“我将会失败”、“周围的人都在跟我作对”、“领导没有看重我”……其实，思考本身就能左右事情发展。当一个人想要怎样时，他就真会变成那样。想要戒烟的人如果告诉自己“我无法戒烟”，那么他永远也戒不了烟。“我注定会失败”式的奴隶需要思想有所转变才行。

（3）“为时太晚”的奴隶。这种“心理奴隶”通常认为在某一年龄阶段时就应当做某事情。比如有的认为自己错过了一个很好的机会，现在进退维谷、骑虎难下，只得听天由命；有的认为自己26岁已经太大了，无法再进大学深造；有的认为自己40岁了，无法再婚。

（4）“安全感”的奴隶。许多人宁愿吃“大锅饭”也不愿改革，这就是典型的“安全感”奴隶。缺乏想象能力是“安全感”奴隶共同的心理特征。其实风险是一种客观存在，人类生存、发展，就是一个不断奋斗、不断消除不安全感的过程。

（5）“过去错误”的奴隶。心灵被过去的失败创伤所控制，害怕任何新的尝试是其主要特征，一朝被蛇咬，十年怕井绳。他们因失败而灰心丧气，不懂得从失败中总结经验教训。“过去错误”的奴隶会损害人的探索能力，让人裹足不前。

心病还需心药医

1．如果你在模仿他人之后能感觉到快乐，不妨尽力去模仿

否则，你就应该按自己的方式去生活。理智地面对别人的另眼相看、批评指责，因为职位越高，被人当做闲谈对象的机会也越多，被批评的机会也越多。与敢作敢为、乐于助人、志同道合的人做朋友。人人都有“难念的经”，都有不少的问题去应付，你如此，别人也如此。

2．经常使用良好的、积极的、建设性的语汇暗示自己，就会增强自信心

平时尽量从“为什么能做到”方面着想，而不应围绕“为什么无法做到”打转。脑子里经常想着“我将要成功”、“我是一位胜利者”，这会增强必胜的信念，并努力寻找各种“有助于成功”的方法。

3．不要理会年龄的限制，并从生活中寻找鲜活的榜样

不能苟且偷安。要有计划、有步骤地向着自己的理想努力。

4．使生活变得丰富多彩、有声有色

因为有风险才会有攀登，有困难才会有突破，有压力才会有奋起，有风

浪才会有搏击。因此要学会面对种种困难和罕见、未知的事物。

5. 将失败看成一种投资，就不觉得是损失了

有人说爱迪生为了造出第一个实用的电灯泡失败了9999次，但他本人则认为自己发现了9999种无法适用的方法。如果能及时觉察出错误，那根本就不能算是错误。如果能认真分析失败并学会如何从中获益，损失就会转化为一件好事。

第九章

健康与养生的心理处方

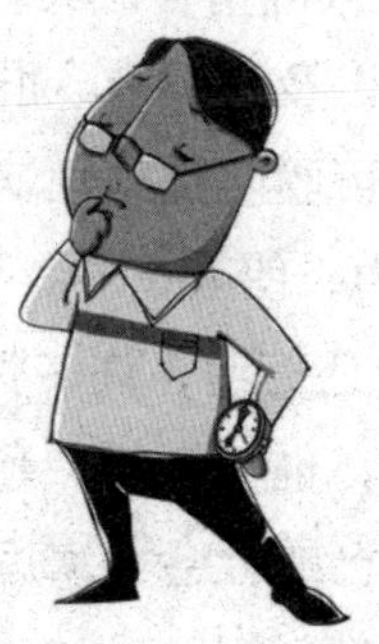

第一节　健康长寿者的心理特征

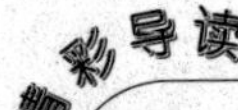

1. 长寿者的心理特点
2. 长寿者的心理表现
3. 心情与健康的关系

人的心理状态对于人的寿命有极大的影响。根据调查统计，健康长寿者的心理状态大多有以下的特点：

（1）笑口常开。长寿老人大都精神舒爽、笑口常开。笑是一种简单而又愉快的运动，可使胸、膈、腹以及心、肺、肝等脏器都得到有益的活动，神经、骨骼和肌肉得到放松，且可驱除忧愁烦恼，减轻精神压力，抒发健康的感情，进而提高机体的免疫能力，使人长寿。

（2）知足常乐。调查资料还表明，许多长寿老人都是心地善良的贤妻良母、良夫慈父。几乎从不发怒，也不奢华，勤俭朴素、尊老爱幼，与家人和他人和睦相处而安乐，尽到自己的社会与家庭责任而后快。和善娴静、知足常乐的性格，使他们的躯体内部环境长期保持平衡有序的状态。

（3）刚毅耿直。那些事业心很强的长寿者，具有秉性耿直、坚强刚毅、坦率直爽、忘我无私的共同特点。刚毅耿直、忘我无私、胸襟豁达、乐观向上的人，神经系统有较强的协调能力，能适应环境的骤变，有利于长寿。正如北京大学著名教授王力所说：“不斤斤计较小事，不苛求于人。这样，对自己所交往的上下左右的人，乃至家庭，都会有一个比较和谐、亲密的气氛，而客观上反过来又促进了自己的心情舒畅、身体健康。”

（4）心胸豁达。根据调查，长寿者大都心胸开阔、不易发怒、性格豪爽、为人热情、乐于助人，办事爽快轻松、说话诙谐风趣，同时又很善于工作。拥有豁达的心胸，自然容易长期保持愉快的心情，从而有力地保护大脑机能，调节神经系统，促进内分泌系统、心血管系统、消化系统、免疫系统等正常功能的良好发挥，使机体达到最佳状态。只有如此，才能延缓脏器的衰老进程、减少疾病、延年益寿。毋庸置疑，心胸狭窄、忧愁多者，患病机会多；而心胸豁达、乐观向上者，患病机会少。其实这也是尽人皆知的常识。

（5）热爱生活。许多古今中外的杰出人物大都长寿，一般到了八九十岁仍能生气勃勃、精力充沛、勤奋工作。重要原因之一就是他们热爱生活、热爱工作、具有明确的生活目的和奋斗目标。另外，有着科学的生活方式也是他们的共同特点。愉快的情绪、饱满的精神、有规律的生活，能使他们身体的各器官处于良好的状态，衰老缓慢，长寿百年。

（6）情绪稳定。长寿老人大都十分注重调适自己的情绪，使中枢神经处于相对稳定的良好状态，进而协调机体的生理功能。95%以上的长寿老人情绪安定、适应能力强，经受得起生活环境中的各种不良刺激或创伤，也善于自我控制，能够很快恢复心理平衡。

（7）爱好广泛。许多长寿者都爱好棋琴书画。棋琴书画，能陶冶人的情操，使人心情愉快；而人有所追求，也就时常动脑思索，从而延缓大脑的衰老。艺术的熏陶和对事业的执著追求，可以锻炼身心，令人长寿。

心病还需心药医

1．要拥有乐观的心态

任何事情目光都要盯在积极的一面。要相信自己，利用自己的长处化不利为有利，客观地面对困难。

2．要知足常乐

不要苛求太多，知足常乐、容易满足，才能乐观地面对生活。

3．要有一颗宽容的心

不要斤斤计较，要善于容忍他人的缺点，与别人和睦相处。

第二节　这样维护心理健康

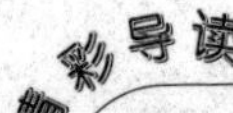

1. 怎样才能维护心理健康
2. 认识并承认自己的重要性
3. 要面对现实和周围的环境
4. 加强你的人际交往能力
5. 怎样做到工作、休息两不误
6. 维护心理健康关键在自己

心理健康的维护主要依靠自己，除有心理医生的指导外，也需要依靠自己的信心与毅力。如果掌握了有关心理健康和心理治疗的知识，我们不仅能随时关心和维护自己的心理健康，还可随时修正自己的行为。从此意义上讲，人人都是自己的心理医生。

心病还需心药医

1. 认识自己，悦纳自己

苏轼有言："人之难知，江海不足以喻其深，山谷不足以配其险，浮云不足以比其变。"此道的仅仅是知人难，不知他老人家可否知道：知人虽难，知己更难。自我认识的肤浅，是心理异常形成的主要原因之一。

自卑自怜者因幼时的过分依赖，竞争中的多次失败，由此得出的自知是："你行，我不行。"于是束缚自我、贬抑自我，结果焦虑增剧，毁了自己。

自暴自弃者不甘心说“我不行”，而又无正确的方向亦缺乏能力来表现自己，因此故作怪状，与人为难，在别人无可奈何的眼光中来肯定自我的价值，于是放纵自我，践踏自我，结果反抗社会、害人害己。

自傲自负者自命不凡，自吹自擂，其实是一种极度自卑之人，但他们不像自卑自怜者那样因自卑而关闭自我、自怨自艾、自叹不如；而是自以为自己无所不能只是不为。他们所持有的自知是：“我行，你不行。”于是，呐喊着“我知道一切”，却连自己也不认识，结果欺人一时，欺己一世。

自信自强者对自己的动机、目的有明确的了解，对自己的能力有适当的估价，从不随意说“我不行”，也不无根据地说“不在话下”。他们对自己充满自信，对他人也深怀尊重。他们认为在认识自己的前提下，是没有什么不可战胜的。于是他们走上了“我行，你也行”的康庄大道，其结果是充分认识自我，发挥最大潜力。

自卑自怜者、自暴自弃者和自傲自负者也并非全然不了解自己。从另一角度看，他们也认识了自己，但却用一种歪曲的形式来对待自己，即不能真正接受自己，其根源都是自卑。接受现实的自我，选择适当的目标，寻求良好的方法，不随意退却，不做自不量力之事，才可创造理想的自我，欣然接受自己，于是可避免心理冲突和情绪焦虑，使人心安理得，获得健康。

2．面对现实，适应环境

能否面对现实是心理正常与否的一个客观标准。心理健康者总是能与现实保持良好的接触。一则他们能发挥自己最大的能力去改造环境，以求外界现实符合自己的主观愿望；另则在力不能及的情况下，他们又能另择目标或重选方法以适应现实环境。心理异常者最大的特点就是脱离现实或逃避现实。他们可能有美好的理想，但却不能正确估价自己的能力，又置客观规律而不顾，因而理想成了空中楼阁。于是怨天尤人或自怨自艾，逃避现实。

在现实生活中，我们应有“走自己的路，任他人去说”的精神。若常是人云亦云，随波逐流，便会失去自主性，焦虑也由此产生。人生活在现实之中，没有一个人不被评说。所谓“人品”之“品”便是三张嘴。在那风气不正的环境中，人品之好坏，常是由人说成的，所以做人必须有自己的原则。若老是考虑“对不对得起别人？”、“别人会如何看我？”也就失去了自我。看上司的脸色办事，看朋友的面子说话，四面讨好，到头来却落得个四面楚歌。

另一方面，我们也应该注重朋友忠告。自以为是，我行我素，只会落得形影相吊、无人理睬的境地。心理医生认为，心理健康的人应与别人有一定程度的相似，生理上如此，心理上也是这样。比方由“月亮”想到“太阳”或“星星”或“黑夜”等；由“花儿”想到“小草”或“幸福”或“姑娘”等，都是正常的联想。但那些“对月伤心”、由“月亮”想到“死亡”、“见花坠泪”者，由“花儿”想到“痛苦”，就显然与众不同，使人难以理解。若经常如此“与众不同”，其心理不可能健康。推而广之，如果一个人的想法、言谈、举止、嗜好、服饰等，总是与他人差别太大，与现实格格不入，又如何能得到心理健康呢？

3．结交知己，与人为善

乐于与人交往，和他人建立良好的关系，是心理健康的必备条件。人是群居动物，与他人在一起不只是可得到帮助和获得信息，还可使你的苦、乐和能力得到宣泄、分享和体现，从而促使你不断进步，保持心理平衡、健康。试想：一个人若遇到新婚之喜、乔迁之喜，或晋升职务、发表佳作而无人祝贺，其滋味如何？又试想：一个人若遇丧事之苦、病痛之苦，或工作不顺、夫妻不和而无人安慰、无人倾诉衷肠，其滋味又会如何呢？仅就心理健康而言，人也是需要朋友的。

与人相处之时，正面态度或情绪，如尊敬、信任、喜悦等，应多于反面态度或情绪，如仇恨、嫉妒、怀疑、畏惧、憎恶等。人生是美好的，与人相处是有利于心理健康的。但不要天真地认为我怎样待你，你就应该怎样待我。其实这是一种儿童的思维，但成人却也常常摆脱不了。

与人相处的原则是：对得起他人，对得起自己。我们虽不提倡人家打你左脸还把右脸伸过去，但更不赞同人家因一小事负你，你便视其为仇人。人际关系是复杂的，交友肯定有深浅或厚薄。对于事实已证明不可深交的人，不妨浅交，不必疾恶如仇，注意适当的距离即可。所谓遇事退一步，海阔天空；凡事论曲直，路窄林深。请体会一下郑板桥“吃亏是福”、“难得糊涂”的宽大胸怀吧！

4．努力工作，学会休闲

工作的最大意义不限于由此获得物质生活的报酬，它对个体还具有两方面意义：一是工作能表现出个人的价值，获得心理上的满足。无论是在日常生活中做一件平常琐事（如写篇小文章、修理家用电器等），还是从事长期性的职业工作（如培养一届学生、训练一支球队等），都能获得一种成就感。自己做的玩具、自己缝的衣服、自己打的家具等，都会觉得与买的就是不一样，这是因为它代表了你的“成就”；二是工作能使人在团体中表现自己，以提高个人的社会地位。个人在团体中要得到接受和承认并提高自己的地位，而工作成绩便是与人比较的最好标准。

由此，我们便知道了为什么有人说“工作是老年人的救生圈”。刚从工作岗位上退休的老年人，常常有严重的失落感。为适应这种新的环境，最佳的方法就是重新工作。于是许多退休老人又去寻找临时工作，或做点小生意，或整日栽花锄草、修理家用小玩意。就是在心理治疗的方法上，也有所谓工作治疗法与职业治疗法，其目的就是通过工作或职业活动，使心理异常者获得成就的满足、发现自我价值，从而达到正常适应。

另一方面，现代社会生活节奏紧张、工作忙碌而机械，不少人情绪长期紧张而又不善于休闲调剂，于是也成了心理异常的一个原因。不少人遇到休闲日却又不知如何打发，经常睡个懒觉或看看电视以此消遣。

也有人一逢休闲便拼命娱乐，或打通宵牌，或跳通宵舞，或看通宵电影，于是休闲之日反比工作之时更累、更忙。我们应该合理地安排休闲时间，经常改换方式，或郊游、或聚会、或访友、或参观展览等等，也可参加一些职业性的活动或社会性的活动。要使休闲日更为丰富多彩，真正成为恢复体力、调剂脑力、增长知识、获得健康的良机。

第三节 保持最佳心境的妙方

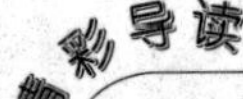

1. 心境对生活的影响
2. 怎样才能拥有最佳心境

心境是一种比较微弱、持久、具有渲染性的情绪。人随时处在某种心境之中，只是不一定为我们所意识到罢了。心境的不同，对生活的方方面面都会带来影响。如果心境愉快，就好比戴上了玫瑰色的眼镜，看什么都是喜气洋洋的，使人振奋乐观，朝气蓬勃；可如果心境不佳，眼镜就换成了灰色，觉得一切都惹人生厌，使人颓丧悲观，灰心丧气。引起心境的原因是多方面的。个人生活中的重大事件，事业的成败，工作、学习的顺利与否，与周围人们相处的关系怎样以及健康状况等，都可能引起某种心境。当然，心境总是有起有伏的，而要始终保持良好的心境其实是不容易的。

心病还需心药医

1．学会“自思”

“自思”的方式有三：①开卷自珍，即学习一些与个人职业、交往、生活等方面有关的报刊资料、影视录像等等。夜静之际，“开卷——明目——陶冶”，无异于“自我提纯”。它不仅有助于心境一步步提高，也会丰富知识，洞开视野。②面壁，实际上是思维的“新陈代谢”。它比日记形式有更大的空间，可以想象得更多、更远、更广阔。如果将这种方式与日记方式结合并用，亦思亦记，有想有录，“净化”效果会更佳。③以日记形式回忆一天的生活，这是“思维自我净化”的一个冶炼过程。用这种方法自我“冶炼”，久而久之，便会塑造出一种善于“克己”的高尚道德。而这种“道德”，也正是稳定心态的支柱。

2. 要善于抑制个人情绪

每个人的情绪不会是一成不变的，其有时好，有时坏，有时波动如浪，有时平静如镜。因此，必须学会控制情绪，特别是能在最短的时间内，将不良情绪消灭在萌芽状态，使之不再扩展、蔓延，以至酿成灾祸。要做到这一点，首先要注意用“理智调剂”。心理学认为，人们发脾气，吵嘴打架，往往是感情冲破理智的大门造成的。因此，凡事应该三思而后行，否则容易造成对方不理解，形成突发性矛盾，导致仓促之间失去理智的平衡。万一遇到“顶牛”时，首先要善于压“火”，要显示出自己的大方，有气节，不失高尚的人格。其次，要善于“退却”。以“退”，为“进”的“退却”，是消除“战火”的积极心理因素。

3. 把自己放到一个高雅文明的天地中去

交友结谊，要注意礼貌；参加社交，要注意文明；一言一行，要注意高雅。高雅的氛围，才会产生高雅的心境。如果你在高雅明洁的环境中培育了友谊，联络了感情，那么你也会逐渐培养出自己的最佳心境。

4. 处理人际关系要有一个“好尺寸”

所谓“好尺寸”，是指善于学习、仿效他人之长。这不但能使你与周围的人们形成和睦的气氛，有利于最佳心态的培养与稳固，也容易把周围的事情处理好。相对言之，对别人的缺点，除了自己应该警惕之外，应尽量把握好“揭短”的尺寸——尤其是对那些缺乏涵养道德，且又心地狭隘、自高自傲的人，“揭短”的最好办法是“不觉处叶绿花红”——在不知不觉中感化掉对方的痼疾。

5. 胸有宏志，胸襟坦白

平常与人交际勿做“两面人”，心绪就会好得多。事实证明，在现代交往中，胸怀开阔，以信求实，以实求信，遇到不愉快的事就很少。而一旦出人意料地碰上“鬼叫门”的事，由于心中没“病”，情绪平和，也会安然处之。“鬼”明白了，也自会退却。

第四节 快乐心情，自己创造

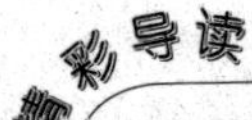
精彩导读

1. 拥有快乐心情的重要性
2. 拥有快乐心情的六个妙方

快乐的生活需要快乐的心情，而快乐的心情是需要自己营造的，快乐的心情从哪里来？它从我们的生活中来，生活需要快乐的心情，让自己拥有快乐的心情才能让我们对生活充满希望。

万事、万物都是相符、相克的。任何一件事物都有不同的多种结果，无论是好事、坏事，都看你用什么心态去理解。好事你用悲观的心态去面对它会变成坏事，反之亦然。

快乐的心情是难得的。因而追求快乐成了人生的一项重要而严肃的课题。许多人都在追求快乐，甚至用其一生的时间。其实快乐就操纵在我们自己手中。一些年轻的朋友生活没有目标，整天无所事事，于是招呼朋友纵情狂欢，企图以热闹赶走寂寞。殊不知寂寞的感觉来自内心，只有从充实心灵着手才能快乐。

现代社会竞争日趋激烈，为了生存，我们必须努力向前奔跑。但是在奔跑的途中，如果我们只是一味地沉迷于物欲的追求，则无异于把自己推向一个没有快乐只有压力的巨大“黑洞”。因为过多的贪欲只会让你忽视你所拥有的一切，而变成心理上的贫穷者。所以，我们每天都要留一点时间给自己。让喧嚣纷扰的尘世离我们远去，把尘世信念姑且抛开。读一读自己喜欢的书，听一听自己喜爱的音乐，过自己喜欢的生活，你的心情一定是快乐的。

1．宣泄积郁

心理学家认为，宣泄是人的一种正常的心理和生理需要。你悲伤忧郁时，不妨与异性朋友倾诉；也可以通过热线电话等向主持人和听众倾诉；也可进行一项你所喜欢的运动；或在空旷的原野上大声喊叫，即能呼吸新鲜空气，又能宣泄积郁。

2．随遇而安

这是心理防卫机制中一种心理合理反应。培养自己适应各种环境的能力，遇事总能满足，烦恼就少，心理压力就小。古人云："吃亏是福。"生老病死，天灾人祸都会不期而至，用随遇而安的心境去对待生活，你将拥有一片宁静清新的心灵天地。

3．精神胜利

这是一种有益身心健康的心理防卫机制。在你的事业、爱情、婚姻不尽如人意时，在你因经济上得不到合理对待而伤感时，在你无端遭到人身攻击或不公正的评价而气恼时，在你因生理缺陷遭到嘲笑而郁郁寡欢时，你不妨用阿Q的精神来调适你失衡的心态，营造一个祥和、豁达、坦然的心理氛围。

4．难得糊涂

这是心理环境免遭侵蚀的保护膜。在一些非原则性的问题上"糊涂"一下，无疑能提高心理承受的率值，避免不必要的精神痛楚和心理困惑。有这层保护膜，会使你处乱不惊，遇烦恼不忧，以恬淡平和的心境对待各种生活中的紧张事件。

5．音乐冥想

当你出现焦虑、忧郁、紧张等不良心理情绪时，不妨试着做一次"心理按摩"——音乐冥想"维也纳森林"，坐"邮递马车"……

6．幽默人生

这是调和心理环境的"空调器"。当你受到挫折或处于尴尬紧张的境况时，可用幽默化解困境，维持心态平衡。幽默是人际关系的润滑剂，它能使沉重的心境变得豁达、开朗。

第五节 拿得起，放得下

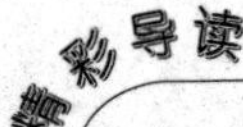

精彩导读

1. 正确面对现实生活
2. “放得下”是一种心理状态
3. “放得下”的主要体现
4. 如何才能使心情轻松“放得下”

我们常说一个人要拿得起，放得下，而在付诸行动时，“拿得起”容易，“放得下”难。所谓“放得下”，是指心理状态，就是遇到“千斤重担压心头”时能把心理上的重压卸掉，使之轻松自如。年过八旬的名誉主席吴阶平在谈及精神养生时介绍的一条主要经验就是“不把悲伤的事放在心上”。他认为“人生不如意的事常八九”，总要想得开，以理智克制感情。

著名学者季羡林的养生经验是奉行“三不主义”，其中有一条就是“不计较”。这都体现了“放得下”的心理素质。

在现实生活中，“放不下”的事情实在太多了。比如子女升学，家长的心就首先放不下；又比如老公升职或者发财，老婆也会忐忑不安放不下心，怕男人有钱变坏了；再如遇到挫折、失落或者因说错话、做错事受到上级或同事指责，以及好心被人误解受到委屈，于是心里总有个结解不开，放心不下等等。总之，有些朋友就是这也放不下，那也放不下，想这想那，愁这愁那，心事不断，愁肠百结。长此以往，势必产生心理疲劳，乃至发展为心理障碍。

英国科学家贝佛里奇指出：“疲劳过度的人是在追逐死亡。”我国唐代著名医药家、养生学家孙思邈，享年102岁。他在论述养生良方时说：“养生之道，常欲小劳，但莫大疲……莫忧思，莫大怒，莫悲愁，莫大惧……勿把愤恨耿耿于怀。”他指出这些心理负担都有损于健康和寿命。事实也是如此。有的人之所以感到生活得很累，无精打采，未老先衰，就因为习惯于将一些事情吊在心里放不下来，结果在心里刻上一条又一条“皱纹”，把“心”折腾得劳而又老。

辨证论治，对症下药，处于上述各种状况时，最简单可行的方法就是“放得下”。“文革”期间有位从部队调到地方工作的师级干部，因不服“四人帮”横行，而被打成“老右派”。当时批判他的大字报铺天盖地。但这位干部也真绝，在大热天居然披着棉大衣去看大字报。别人以为他“发寒热”，他却幽默地说：“这就叫心定自然凉。”有位著名演员在受审查的“牛棚”里，不但说笑如常，而且还自编了一套“牛棚健身法”，直到如今，他还在用此法锻炼身体，年过八旬照样到戏曲沙龙引吭高歌。

“不管风吹浪打，胜似闲庭信步。”这是多么的放得下啊！这些都是特殊情况下特殊人物的特殊放得下。在通常情况下，“放得下”主要体现于以下几方面：

（1）名能否放得下。据专家分析，高智商、思维型的人，患心理障碍的比率相对较高。其主要原因在于他们一般都喜欢争强好胜，对名看得较重，有的甚至爱“名”如命，累得死去活来。倘若能对“名”放得下，就称得上是超脱的“放”。

（2）财能否放得下。李白在《将进酒》诗中写道：“天生我材必有用，千金散尽还复来。”如能在这方面放得下，那可称是非常潇洒的“放”。

（3）愁能否放得下。现实生活中令人忧愁的事情太多了，就像宋朝女词人李清照所说：“才下眉头，却上心头。”忧愁可说是妨害健康的“常见病，多发病”。狄更斯说：“苦苦地去做根本就办不到的事情，会带来混乱和苦恼。”泰戈尔说：“世界上的事情最好是一笑了之，不必用眼泪去冲洗。”如果能对忧愁放得下，那就可称是幸福的“放”，因为没有忧愁确是一种幸福。

（4）情能否放得下。人世间最说不清道不明的就是一个“情”字。凡是陷入感情纠葛的人，往往会理智失控，剪不断，理还乱。若能在“情”方面放得下，可称是理智的“放”。

中国古人有一句话：“宠辱不惊，看庭前花开花落；去留无意，望天上云卷云舒。”让我们一起来学会“放得下”，以此来增强我们的心理弹性，共享“放得下”的养生福分。

心病还需心药医

1. 只跟自己比，不和别人攀比

不要以为自己非得十全十美，别人才会接纳自己、喜欢自己。一旦发觉自己不如人时，就开始伤心、自卑。应该用自己当衡量的标准，只跟自己比，不和别人攀比，要相信今天比昨天好，明天比今天更好。

2. 学会放弃

不要把悲伤的事放在心上，人生不如意的事常八九，能够坦然面对不同情况接受两种相反结果。面对名利、财富总要想得开，要以理智克制感情。

3. 保持健康的心态

唯有充满信心，才能真正认识自己，方能注意到生命中许多微妙的层面，拓宽视野，抓住成功的机遇，走向生命的开阔处。

第六节 最美的景色是心情

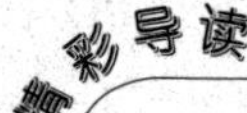

1. 心情快乐的重要性
2. 怎样做才能让心情更快乐

人人都听过“金钱买不到快乐”这样的说法，但研究结果显示，相信的人并不多。除了相信财富增加也不会有额外乐趣的富人之外，多数的人都说多一两成的钱能使他们更加快活。

社会心理学家发现，这类期望是错误。一旦人们丰衣足食，拥有食物、衣服、房屋之类基本需要，快乐的源泉在于有意义的活动和丰富的人际关系等因素，而这大体上都与金钱无关。

密歇根州立大学的一项调查发现，无形的财富比有形的财富更重要。“快乐并不是拥有更多，而是懂得享受你已经拥有的。”跟金钱一样，年龄、性别、种族和教育都不是快乐的关键。生活中应该让心情成为最美丽的风景。

心病还需心药医

1. 培养外向性格

研究人员发现，快乐的人往往是性格外向的人。伊利诺伊大学在学生毕业四年后进行的调查显示，外向的人比内向的人结婚的机会多，工作上更有成就。

2. 重视人际关系

与别人关系良好有利健康。良好的友谊有助倾诉内心的痛苦。没有知心朋友是很糟糕的。芬兰的一项调查显示，丧偶者在第一个星期内的死亡率倍增。良好的人际关系也能提高快乐的层次，孤独的人肯定会觉得人生毫无意义。

3. 要设法喜欢自己

研究显示，怡然自得的人更能承受人生中不可避免的挫折和斗争。密歇根州立大学对美国人的幸福观所进行的调查突出了健康的自尊心的重要：对人生的最大满足感，不是对家庭生活、友谊或收入满足，而是对自己满足。

喜欢自己似乎很容易，但如何培养真正健全的自尊心呢？自尊心源自于合乎实际的目标。对多数人来说，愿望和目标之间总是有差距的，这一差距常引起灰心。因此，只要使愿望更符合实际，就更能满足。

此外，避免与相貌、收入、工作成就、运动技巧等方面比你高出两级的人比较。人比人会气死人，有损自尊心。

4. 结婚

成家的人比单身者更快乐。美满的婚姻可以建立起持久密切的关系，而这种关系能产生一种快乐感。

5. 考虑换工作

胜任愉快的工作能带来更大的快乐，太花时间或艰难的工作只会引起焦虑和紧张。敬业乐业是快乐的因素之一。适当的工作能产生满足感。

6. 睡眠要足够

据美国改善睡眠理事会说，每五个美国人之中就有一个人睡眠不足。失眠的人不会是快乐的人。只有充足的睡眠，才有利健康、提高生产力、减少意外。

7. 装作快乐

对着镜子，咧嘴而笑，实验证明，装作快乐，经常有效。你不能只坐在那里，等待快乐的感觉出现，反之，应该站起来，学习快乐的人的动作和谈吐。假装快乐不能在30天中把一个内向的人变成一个开心的外向的人，但却是迈向正确方向的第一步。

8. 对人生充满希望

研究结果指出，认为能够控制自己生活和对自己满意的人当中，15%感到很快乐。快乐的人充满希望，无论是在顺境或逆境中都抱着积极的态度。一般来说，积极的人更健康，更少病痛。乐观的人即使生病，复原也快。

第七节　面对生活中的应激

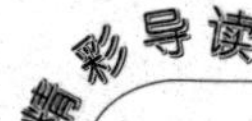

1. 面对应激时的态度
2. 应激的处理方法
3. 影响应激后果的因素
4. 面对应激时的自我心理调节

平常生活中我们遇到一些使我们感到紧张或不快的事情，人们称之为应激。有些事情虽然不大，却耗费很多精力，甚至会缩短寿命。这些问题人人都会遇到，但处理方法却不尽相同。

我们要清楚，应激并非总是坏事。从积极的一面看，应激能提高人们的活力。没有它，人们会感到没有一点儿动力。如果没有必须支付房租、消费而带来的应激，很多人可能宁愿选择睡大觉而不是去工作。适度的焦虑是考试前的复习和保证安全驾车所必要的。如果我们能够控制应激，任何应激性情况都可视为一种能产生有益结果的挑战。

另外，还要注意过度应激的结果。常常有这样的说法："应激能致命。"在工作、家庭以及自身问题上，应激会使人精疲力竭，走投无路；应激可能造成恶性循环。人处于应激状态，不思饮食，会引起营养不良，从而抗感染力下降，不愿向他人诉说，进而不与他人交往，从而引起抑郁状态；应激长期积累会导致怒火爆发，从而造成工作、家庭关系的紧张。这种感情上的紧张会给人带来精神上的痛苦，痛苦又会导致酒精和药物的滥用，最终导致灾难性的后果。

对于同样的应激源，相同的生活事件，不同的人可能会有不同的反应，这取决于：

（1）个性素质差异。人格发展不健全，对付应激的能力也差，受遗传因素的影响，较弱的生理器官更易发生应激反应性疾病。

（2）认知评价不同。对于同样生活事件的不同认识、理解、评价，从而引起不同的心理、生理变化。

（3）社会支持不同。当人受到压力、处于困境之中时，如果家庭、朋友、同学、同事、组织热心地帮助他们，给予精神与物质上的支持，那么，他们便能很快摆脱困境。

心病还需心药医

1．了解自己的优势和不足

明确承认自己的力量有限，不必一个人去“包打天下”，懂得何时去求助他人。

2．做现实性的选择

世界上的有些事虽可认识却无法改变，客观地面对现实，相机处理。

3．学会调息

保持放松、减轻应激最简单的办法是：找一个安静的地方坐下来，闭上双眼，做个深呼吸，从头部到脚尖依次循序，全身肌肉放松伴有徐徐呼吸，总程为10~20分钟。

4．向亲友倾诉内心的忧伤

跟亲友诉说你的怒气，通过体力活动来消散你的怒气，或者干脆独自关在屋里大喊大叫，都是可选用的变通办法。

在平时的生活和工作中，首先要注重健康的生活方式，要有规律地生活，包括学习、工作、饮食、睡眠、运动等。同时，对负面情绪要正确进行自我调节，特别是面对生活中的应激事件，要学会自我减压，保持身心健康。

第八节　心病可用“笑疗”医

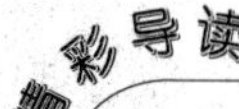

1. 微笑的作用
2. 微笑也能治疗你的“心理疾病”
3. 心理疾病的自我心理调节

微笑能放松自己，微笑能让自己开心，微笑将面部肌肉的神经冲动传递到大脑中的情绪控制中心，使得神经中枢的化学物质发生改变，从而使心情趋向平静。

“笑疗”是开心一“笑”来治疗“心病”的一种方法。传说，在清朝有位县太爷，因患心病整天愁眉苦脸，郁郁寡欢，食不甘味，睡眠也不安稳。日子长了，只见他日渐憔悴。家人到处求医，疗效甚微。有一天，当地一位医术高明的老郎中得知此事，便上门诊病。在为县太爷把脉之后，他一本正经地说：“你乃是得了月经不调之症。”县太爷听了立即笑得前仰后合，说：“此言谬也。”便把郎中逐出。后来，县太爷逢人便讲此事，每次都笑声不止。谁知没多久，他的病竟好了。这使他恍然大悟郎中的绝妙之处。其实，这就是“笑疗”治愈了县太爷的抑郁症。

工作中难免会接触或置身陌生的环境，在陌生的环境里，人人都习惯板起一张面孔，保护着原本虚弱的尊严，以免受到来自外界的侵犯和伤害。如果换一副表情，不要那种冷冷的傲慢的所谓尊严，不要紧绷着面孔，流露出警惕与怀疑的眼神，而只需微微笑一下，会不会更好些呢？这是因为：

（1）微笑是一种处世法则。微笑是一种生活态度，更是我们可以奉为座右铭的处世法则。它可以让我们的苦恼在不知不觉中消解。它可以消除敌手或同事天然或潜在的紧张对峙。它是一种令人会意的情感，它更是迎接新的挑战的最好的宣示。微笑在现实生活中就是一种万能剂。

（2）自我心态调整。每天对自己一笑，就是自我调理情绪。给自己一份轻松、一份自信，让自己有一种良好的心态。

（3）传达给别人“相信我”的信息。学会在陌生的环境里微笑，还是一种自尊、自爱、自信地表示。微笑来源于内心的善良、宽容和无私，表现的是一种坦荡和大度。

（4）传达对别人的信任。学会在陌生的环境里微笑，首先是一种心理的放松和坦然。放下戒备，我们的内心就不会再疲惫和紧张，心情也变得轻松而愉快；其次通过微笑，传达着对别人的信任，自己也不再感到陌生冰冷。

（5）调节紧张气氛。

（6）传达宽容和爱。微笑是一种非常富有感染力的表情，它证明你内心不带虚饰，是自然而然流露的情感，会给别人带来温暖，给他人留下一个良好的第一印象。

（7）表达坚强的信念。微笑也是一剂强心剂。人们脸上的表情是内心世界情绪波动的晴雨表。可以想象，一个不善于微笑、整天肌肉紧张的人一定是生活在压力之下痛苦不堪的人。只有真正自信和开心的人，才能有发自内心的微笑。一个人在接踵而至的不幸中仍能示人以如花般的微笑，更能让人深深感受到那种蕴含在微笑背后的、坚实的、无可比拟的力量——那是一种对生活巨大的热忱和信心，一种高格调的真诚与豁达，一种直面人生的成熟与智慧。这才是支撑起幸福的基石。只要具备了这种淡然如云、微笑如花的人生态度，任何困境和不幸都能被锤炼成通向平安幸福的阶梯。

有一家大企业集团的人力资源部经理就说过，在某些时候，他宁愿雇用一个学历略逊一筹的职员——如果他（她）有一个可爱的微笑的话，而不会去雇用一个学历甚高但整天板着一张脸、面无表情的人。

笑是发自内心的。不是张嘴就代表微笑。微笑是一种真实的、热诚的、发自内心的欢快表情。人在微笑的时候表情最自然，任何一点虚伪和造作都会让微笑的对象产生厌倦和反感。

微笑着面对生活是很重要的。有人说生活是一面镜子，你冲它笑，它就对你笑；你冲它哭，它就对你哭。是哭是笑，取决于你怎么样面对它。如果你愿意去寻求人生的智慧，培养良好的心态，勇敢面对这个世界的一切，那么，就从微笑做起吧。

现在，有不少人得了抑郁症或其他类型的心病，不妨也采用“笑疗”的方法，自己为自己治病。

心病还需心药医

1．找友人聊天

和性格开朗的人相聚，把心中的不快说出来，给心灵来个“减负”，并从别人的劝解中释疑解惑，同时对方的幽默语言会让你发笑，从而获得好心情。

2．找个环境幽雅之处，静下心来专门去想那些可乐的事儿

也可以自己突发奇想，假设出一些让人笑的事，这样你会情不自禁地笑出声来。

3．多和那些喜欢幽默，又好说笑话的朋友接触

与他们在一起，幽默的话语不绝于耳，一个个笑话让人心中充满欢悦，有时还会从笑声中得到不少人生的感悟。

4．在欢笑中化解苦闷

当你感觉苦闷、忧愁而又难以摆脱时，采取“逆向思维”法，多听听相声、小品、喜剧，在阵阵欢笑中化开心中的郁结，这比任何药物或许更管用。

5．平时多看些欢乐的演出或电视节目

听着看着，你会沉浸在会心的笑意中，那些郁闷就会一扫而光。

第九节　走出心理牢笼，保持健康心理

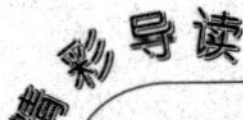

精彩导读

1. 不要过高或过低地错估自己
2. 心理专家教你如何保持心理健康
3. 保持心理健康、自己调节

全面正确地了解自己，正视自己。俗话说："人贵有自知之明。"而事实上，并不是每个人都能真正做到自知的，常常是当局者迷。不少朋友对自己的优点、缺点、兴趣、气质、性格缺乏准确的了解，因而有的人不自量力，想入非非；有的人过分自卑怯懦、丧失信心。这就需要我们对自己做出恰如其分的、客观的估价，既不狂妄，也不妄自菲薄。对自己存在的不足与缺陷要勇于承认，并努力弥补。

防止过高或过低地错估自己，正视现实，一切从实际出发。我们所面对的现实是不以人的主观意志为转移的。不宜从自己的喜怒哀乐出发去看待社会。如果逃避现实，终日沉溺在空想和白日梦之中，就容易产生困扰、冲突和挫折。要增强心理承受力，面对挫折能够驾驭，保持正常的心理状态。

当然，适量的挫折可以锻炼人的意志。这里的心理承受力是指在遇到不顺心的事，遭受较大挫折时，可以制止、避免行为失常的能力，也就是说，一个人可以经受住来自环境的各种打击，从而更好地适应环境的能力。有些人耐挫折力不强，心理承受力太差，一遇到刺激和打击，就很容易造成心理苦恼，感到无法接受。如有些人自幼娇生惯养，受到过分保护，有求即应，一帆风顺，以致应对挫折的经验不足致使在以后的生活中一遇到"风风雨雨”和“磕磕碰碰”，就表现出逃避或抗拒、攻击等反常行为，这就难以适应社会。因此，我们应有意识地去经风雨、见世面。可以有意给自己出些难题，再自己去设法克服解决，从而积累战胜挫折的经验。

心病还需心药医

1．保持人际关系和谐

（1）对人谦让，自我表现要适度。

（2）对别人要宽宏大量，不强求别人一定都按自己的想法去办事，能原谅别人的过错，给别人以改过的机会。

（3）多替别人着想，多做好事，可使你心安理得，心满意足。

2．认真做事

（1）性格急躁的人不要做力不从心的事，并避免超乎常态的行为，以免紧张、焦躁，心理压力过大。

（2）做一件事要善始善终。当面临很多难题时，宜从最容易解决的问题入手，逐个解决，以便信心十足地完成自己的任务。

（3）制订一份既能使你愉快，又切实可行的休养身心的计划，给自己以盼头。

（4）自己多动手，破除依赖心理，不要老是停留在观望阶段。

3．平静心态

（1）遇到较大的刺激，或遭到挫折、失败而陷入自我烦闷状态时，最好暂时离开你所面临的环境，转移一下注意力，暂时回避，以便恢复心理上的平静，将心灵上的创伤填平。

（2）当情感遭到激烈震荡时，宜将情感转移到其他活动上去，忘我地去干一件你喜欢干的事，如写字、打球等，从而将你心中的苦闷、烦恼、愤怒、忧愁、焦虑等情感转移、替换掉。

（3）当苦恼时，找你所信任的、谈得来的、同时头脑也较冷静的知心朋友倾心交谈，将心中的忧闷及时发泄出来，以免积压成疾。

第十节　婚外恋心态的自我调适

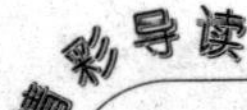

精彩导读

1. 婚姻担负的责任
2. 婚外恋的十大心态
3. 婚外恋的严重后果
4. 男女婚外恋心态分析
5. 婚外恋的预防及调适

莎士比亚说：“谁做了绿色妖魔的俘虏，谁就要受到愚弄。”人们离婚的理由，说千道万，最常见的是婚外恋和性格不合。如果说阳光下的恋爱是四月的春天，如沐春光，那么角落里的婚外恋就是火柴划过的一瞬微焰，过后只剩一节炭黑，也许这一下却烧伤了手指，得不偿失。

婚姻的砝码是责任，多踏出一步，背后不仅是流泪的眼和滴血的心，还有无辜的人。也许不该发生，只是时尚勾引了出轨的欲望，面对婚外恋，所该做的是想想曾经和你生死相许的人，你尽了多少责任。所以，要警惕你的婚外恋心态。

1．图貌心理

有人因为贪图女方的美貌或男方健美的身躯，主动示爱，从而产生婚外恋。其实外表美随着年龄的增长会自然消失，只有心灵美才是永恒的，像美酒一样，时间越长越醇香。因此，最要紧的是要善于发现配偶的闪光点，献出自己的一片真情，这样，情人的眼里自然会有西施出现。

2．贪财心理

有的人因为贪图对方的钱财，不顾自己的人格，主动委身于对方，以换取几个铜板，从而形成婚外恋。其实，人格是无价之宝，钱财乃身外之物，多则多用，少则少花，又何必以无价之宝换取几个铜板？另外，有财者也应切记，既然对方贪图的是你的钱财，又何必为对方付出真情，产生恋情。

3．好奇心理

有的夫妻生活平平常常，觉得平淡无味，而影视男女主人公却与情人爱意缠绵，浪花迭起，过得有滋有味，潇洒自在，自己也想体验一下这种生活，于是，在这种好奇心理的驱动下产生婚外恋。其实，平平安安就是福，不要这山望着那山高，身在福中不知福。

4．欠情心理

有些情人最终未能终成眷属，双方各自成家，或一方成家后另一方不愿成家依然暗恋着对方，当一方生活困难或夫妻感情不和时，另一方觉得还欠着对方的情，因而主动投入旧情人怀抱，旧情复发，从而产生婚外恋。其实，有情人未必都能成眷属，既然双方已各自成家或对方已成家，就应面对现实，珍惜夫妻感情，当对方生活有困难或夫妻感情不和时，用婚外恋来报答对方的情，与其说是帮助对方，倒不如说是损害对方，实乃于事无补。

5．补偿心理

有的因为夫妻分居，寂寞难耐，或者因为夫妻一方有生理缺陷，生理上得不到满足，或者夫妻关系不和，因而主动寻找第三者或乐意接受第三者予以补偿，从而形成婚外恋。其实，性生活并非夫妻生活的全部内容，只要夫妻之间加强联系，感情上多沟通，心里想念对方，生活照样充实，又何须补偿？

6．报复心理

有的夫妻因为一方有外遇，又不听规劝，另一方为了报复对方，主动寻求第三者，从而产生婚外恋。其实，既知对方有外遇是错误的，自己为何去寻找第三者，岂不是知错犯错？况且，婚姻自由，离婚也自由，如果感情确已破裂，且无和好可能，不妨离婚算了，好和好散，做个朋友也比报复对方强。

7．互利心理

有的人因为工作上的制约关系，互相利用，互相勾结，合伙作案，成了一根线上的两只蚂蚱，双方谁也离不开谁，从而产生婚外恋。其实，俗话说得好：“手莫伸，伸手必被捉。”一旦东窗事发，锒铛入狱，这样的婚外恋只好到监狱去“恋”了。

8．享乐心理

有的人因为受性解放思想的影响，或者受淫秽影视书刊的影响，认为人生在世，吃喝玩乐，趁着年轻，及时行乐，因而滥交异性，从而产生婚外恋。其实，性解放及淫秽影视书刊是害人的毒素，我们每个人都应自觉予以抵制，树立正确的道德和人生观，不能错将砒霜当白糖。

9．相悦心理

有的男女因为工作上相互帮助、支持，久而久之，双方均有好感，两情相悦，从而产生婚外恋。其实，工作上的好帮手未必能成为生活中的好夫妻，既然双方在工作上互相帮助、互相支持，为何不像兄妹、姐弟一样相处呢?

10．报恩心理

有的人因为生活有困难而得到对方帮助，或者因丈夫长期在外，家庭长期得到对方照顾，自己无以为报，只好献上身体，从而产生婚外恋。其实，既然对方诚心帮你，就不图你的回报，对方对你有恩，你心里记得就行了，何必如此回报?如果因此影响对方的家庭，岂非好心办坏事。

尽管婚外恋的结局各不相同，但男女的最终抉择常呈现各自的性别特点。有妇之夫在热恋时往往会信誓旦旦地许诺要与妻子分手，而与情人重结良缘。然而，现实生活中真正履行诺言的守信男子仍属罕见，不少人以种种借口拖延时间，迟迟不把诺言付诸实践，他们婚外恋的一般历程往往是从“喜新而不厌旧”到“不厌旧而弃新”。那么，大丈夫在关键时刻临阵退却，是否意味着男人更自私自利、虚情假意，甚至背信弃义呢?

不可否认，确有一些男子为了满足一时私欲或追求感官刺激，而把情人当做临时替补，其中不乏玩弄女性的道德骗子；更有甚者在情人危及自己的仕途鸿运而无法解脱时，为彻底清除障碍而大开杀戒。但更多的有妇之夫在双重困境中挣扎，在两难抉择中徘徊，实有其社会、心理和道义的原委，仅用伦理标准对其做价值判断难免失之偏颇。

首先，尽管社会对男子性越轨行为的认同较女子宽容，然而道德价值至今仍是评价个人品格的主要尺度，即使在性观念高度开放的西方发达国家，私生活也依然左右着社会名流的仕途、前程，况且男子总是更看重自己的社会角色和事业价值，婚外恋常常只是他们七彩人生中的一段浪漫小插曲，假若能两全其美、相得益彰的话，他们自然奢望鱼与熊掌兼得，不想游出这令人陶醉却又险象环生的漩涡。然而，一旦与声名、事业发生冲突，他们常权衡厉害急流勇退、忍痛割爱，很少有为情人而牺牲自己好丈夫、好父亲的名誉，甚至背负违反家庭道德的罪名以至自毁锦绣前程的痴情男子。

其次，男子的性价值观虽倾向多元、开放和博爱，但他们在做决定性选择往往较女子更理智、更现实。他们向往浪漫、刺激的婚外恋，却更难舍踏实、清淡的婚内情，家花或许不如野花艳媚、醇香，但却不失温馨、素雅，也往往更耐看、受用；情人虽能给自己带来如痴如醉的新鲜感，然而这种罗曼蒂克的爱虽沁人肺腑，但毕竟太缺乏安全感，况且有妇之夫在偷尝禁果时，大多没有与情人结为并蒂莲的预期目标。因此，婚外恋常常只是为他们超负载的、紧张的社会角色增添些快乐、松弛一下神经，为他们制式化的乏味单调生活添加些调味品和点缀而已，一旦面临两者必居其一的选择时，他们大多宁愿放弃这铤而走险的浪漫爱情，而回到世俗、平静的现实中来。

再次，由于男子未必在婚姻危机时才误入禁区，不少人只是自控力较差、一时冲动而“失足”，因此他们对婚外恋人大多只是“动情”而没有“动心”，也较少全身心地投入感情，况且现实生活中称职的妻子远多于丈夫，有妇之夫在家庭中大多并不缺少基本的生理和心理满足，也不缺少甜蜜、幸福，当他们在情人面前头脑发热或出于无奈做出“休妻”的承诺后，回到家中面对现实，又常因妻子胜任家庭角色而自知理亏，欲言又止。

还有，一旦东窗事发，妻子往往把攻击目标指向第三者而宽恕丈夫，甚至以加倍的柔情去感化丈夫，这更让丈夫汗颜、愧疚，以致幡然悔悟并“弃新恋旧”。其中，也有些丈夫虽与妻子性情不合，但由于妻子平时含辛茹苦充当贤内助又无甚过错，或者妻子曾为自己做出过牺牲，而如今自己地位变化，不忍伤害处于弱势的发妻，或迫于道德压力，无勇气冲出婚姻围墙。

男性往往源于对妻儿的良心和责任，或屈从于世俗舆论的压力，在婚外情场上临阵退却，虽有负于恋人，但这毕竟是他们在两难困扰中的理性选择。

女性婚外恋的一般历程是“厌旧喜新”、“弃旧图新”，而很少“喜新不厌旧”，她们在追求婚外幸福时往往比男子更勇敢、执著，不少人敢于蔑视主流文化，顶住种种社会压力，甚至放弃子女抚养和财产利益而与丈夫毅然决裂，却迟迟不见情人迈出实质性的一步，以致自己人财两空、进退两难。女性之所以在移情别恋时常常破釜沉舟、执迷不悟，是因为:

首先，女性大多把爱情当做人生的主旋律，她们也只有在对情人“动心”真爱的前提下才会冒风险去尝试婚外恋，并在热恋中轻信心上人的承诺，从而痴迷地、忘情地投入自己的全部精力去“日吐情思夜织网”。为了与心上人再结鸾凤，她们不顾事业前程，也不惜与父母、子女反目，甚至甘愿牺牲女性“最宝贵”的名誉。其中一些人即使在自己的夙愿已成黄粱梦时仍苦苦地等待，美滋滋地遐想，乃至终身不嫁或者以身殉情。

其次，女性往往很难把性和情相分离，她们不像男子那样没有爱也可消遣，没有情也可获得性快感，而只有在自己的感情需求获得满足时才愿意付出性，并达到性情相融、灵肉合一。她们在与情人间的凝聚力与日俱增的同时，与丈夫的关系则每况愈下，以致日益无法忍受“身在曹营心在汉”的煎熬，因此只有早日了断这令人难堪的多角恋纠葛，才能解除精神和肉体上撕裂般的痛苦。

再次，妻子与婚外异性过从甚密，常会受到丈夫当众羞辱、粗暴殴打或性虐待。即使一些女性有悔过意向，丈夫也往往因强烈的占有欲和嫉恨心而难以再对其建立起信任感，有的还对妻子的时间安排、人际交往、兴趣爱好等做了苛刻限制，使妻子的自尊心严重受损，终因无法忍受丈夫的猜忌、疏远和报复行为而起诉离异。还有些妻子原先只是对婚外异性有好感和正常交往，但丈夫采取的过激行为反而使其增添了与婚外异性的向心力，并毅然与丈夫分手。

总之，现实生活中，婚外恋获得圆满结局的实不多见，其中虽由于男子出尔反尔最终结束恋情的较多，但仅归咎于他们伪善、薄情难免失之偏颇。男子除了更看重事业前程、更现实外，还常因妻子无甚过错而不忍绝情离异。然而，有妇之夫既然承担对妻子的道义责任，就不该在当初放纵自己别有他恋，否则不仅自己骑虎难下，而且将给对重结鸾凤满怀希望的情人带来毁灭性的打击。

显而易见，对婚外情更执著、专一、也更投入的女性，在这美丽的陷阱中往往跌落得更深，受到的伤害更多。她们的美好向往，常与严酷的现实相脱节，她们的付出总得不到预期回报，她们在瞬间的甜蜜和幸福之后，常伴随着沮丧和酸涩。因此，反思和彻悟对于她们尤为必要。倘若她们对两性婚外恋的心理差异有所了解，并对自己“想要什么”和“能得到什么”是否吻合做出理性判断的话，或许在临近婚外恋地雷区时会更小心谨慎。

心病还需心药医

1．要冲破平淡

将爱情不断地更新，不断地给对方创造新的条件，甚至有的时候故意创造一些小插曲。你只要把恋爱生活中所做的事情搬到婚姻生活中就对了。

2．要给对方一定的自由

哲人说过距离产生美，不要把对方绑得太紧，否则距离太近，美将会消失，婚姻就会出危险。将心比心，己所不欲，勿施于人。

（1）每个人心里都有只属于自己、不愿被人知道的隐私（特别是以往的恋情之类），如果你自己都做不到把你的隐私告诉对方，那么就请你不要像挖掘机一样，非要把对方的隐私挖出来。

（2）不要总以怀疑的目光问对方：你一天在忙些什么？到哪里去了？为什么回来这么晚？一次两次还可以，如果三番五次地这样问下去，也许没有问题也会因为烦你的猜疑而出现问题。你觉得值得吗？

（3）不要看见自己的配偶和异性在一起，就无端地猜测对方对自己不忠，先把事情弄清楚再说，千万不要被愤怒冲昏了头，也许那个人只是你配偶的同事或一般的朋友。想想你自己，是否也有和异性同事或朋友在一起的时候。

当然，防止婚外恋发生的方法绝不止上面这些，还有很多很多，需要朋友们在生活中去发现。但就以上所述也许不会对婚外恋起到绝对的阻止作用，但它至少对稳固完美你的婚姻是非常有用的。

婚姻是属于两个人的，需要共同去经营，而要把它经营好是需要一定的方法的。愿那些已经结婚、准备离婚和已经离婚的人们能了解这些方法，灵活运用。

第十一节　更年期综合症的自我心理调节

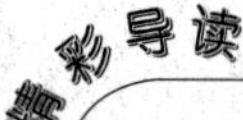

1. 什么是更年期综合症
2. 要正确认识女性更年期
3. 不要轻视男性更年期综合症
4. 更年期的心理调节措施

女性在40余岁、男性在50余岁以后，就逐步进入了更年期。一部分男女由于身体机能的衰老，开始出现植物性神经功能紊乱的一系列症状，医学上称之为更年期综合症。男性由于类固醇激素减少不如女性明显，更年期症状较轻微，而女性表现出的症状较重，时间也较长。据有关资料表明，我国每年因更年期综合症引发重大疾病的妇女高达800万人，对身心健康、夫妻感情及家庭幸福带来了不利影响。因此，正确认识和调适更年期综合症对于每一个中年人都有重要的意义。

女性更年期综合症是指妇女在绝经期或其后，因卵巢功能逐渐衰退或丧失，以致雌激素水平下降所引起的以自主神经功能紊乱代谢障碍为主的一系列症候群。更年期综合症多发生于45~55岁之间，一般在绝经过渡期月经紊乱时，这些症状已经开始出现，可持续至绝经后2~3年，仅少数人到绝经5~10年后症状才能减轻或消失。更年期是每个妇女必然要经历的阶段，但每人所表现的症状轻重不等，时间长短不一，轻的可以安然无恙，重的可以影响工作和生活，甚至会发展成为更年期疾病。短的几个月，长的可延续几年。更年期综合症虽然表现为许多症状，但它的本质却是妇女在一生中必然要经历的一个内分泌变化的过程。

女性出现更年期综合症的原因是：一方面，生理上的变化有卵巢功能的衰退，分泌雌激素和排卵逐渐减少并失去周期性，直至停止排卵。随着生理的改变，妇女可能出现一些心理上不适反应，如情绪不稳定、记忆力下降、多疑、多虑和抑郁等。

另一方面，这个时期的妇女面临一些社会问题，如职业困难、离婚、父母疾病或死亡、孩子长大离开身旁等，这一切都给她们带来精神压力，在一定程度上干扰了她们的生活、工作及其与他人的关系。她们常觉得自己变老了，不喜欢参加公共活动，对家人容易发脾气。出现这些情况，如果得不到社会和家人的理解，很容易导致家庭矛盾，甚至危及妇女的健康。

女性在进入更年期之后，会出现一些不正常的心理状态，最多见的症状是多疑。一些妇女在年轻时的个性特点并非如此，但到了更年期却会逐渐出现。妇女的多疑心态会严重地影响人际关系。为此，这些妇女也很苦恼，周围的人也难以理解和接受。多疑心态的表现多种多样，在不同文化层次和不同工作岗位上的人表现也不完全一样，大体有以下几种情况：

（1）无端联想

对别人的某些行为和动作作盲目联想。有时几个同事在一起轻轻地议论某件事，正巧某位更年期妇女走过，他们停止了议论或突然发笑。尽管这些人议论的事与她毫无关系，但这位妇女马上会敏感地联想到他们在背后议论她，心中的不平衡马上膨胀，情绪立即会激昂起来。

（2）盲目怀疑

尤其对一些涉及其自身利益的事无端地盲目怀疑，如晋级、加薪、分房中的一些决策没有满足其本人的愿望时，她们就会盲目怀疑，既可以怀疑领导班子、人事部门中有什么人在背后作怪，甚至扳着手指将这些领导干部逐个“排队”，也可能怀疑同一部门的人员是否在背后打过小报告，“搅掉了我的好事”，一旦认定，愤恨之心就会急剧上升。

（3）感知觉过敏

过分的敏感把发生在周围的一些不愉快事件强行与自己联系，听了风就是雨。听说同龄妇女生癌死亡，马上会联想到自己可能也会有同样的下场；

在家里，孩子放学后晚归，会联想起路上是否发生车祸；有女同志往家里挂电话或爱人晚归，联想是否有第三者。

（4）特别关注流言蜚语

在一些单位里，总有一些人喜欢传播小道消息，或是流言蜚语，某些更年期妇女就是这些传播的积极参与者和受害者。当流言蜚语被夸大、失实时，造成人际关系紧张，对更年期妇女来说，又是一种恶性刺激。

男性更年期综合症是指男子从中年向老年过渡阶段中，部分人出现烦躁不安、神经过敏、头痛失眠、性欲减退等症状。现代医学研究发现，男性也有更年期，通常在48~60岁之间发生。男性更年期综合症是由性腺发生退行性改变，使雄性激素如睾酮等随着年龄的增长而降低，从而引起一系列生理病理改变。这种改变程度因人而异，有的毫无感觉，有的则因为机体的调节不平衡或适应能力较差及雄性激素少，表现出以自主神经系统紊乱为特征的一系列症状。

女性更年期已为人们所熟知，而男性更年期则常被忽略。男性更年期综合症比女性出现晚，一般在48~60岁之间，其发生的程度也比女性轻，常被误诊为“神经衰弱”。主要表现为：抑郁、焦虑、猜疑、心悸、心律失常；食欲减退、消化不良、腹胀；失眠多梦、健忘、易激动；性欲减退、阳痿、早泄、遗精；体胖、发白稀疏、齿松易脱。

已有大量证据表明，患有高血压、糖尿病等慢性疾病的男性，有抽烟、酗酒、夜生活丰富等不良生活方式的男性以及缺乏体育锻炼、工作压力大的男性，都较其他男性更容易提前进入“男性更年期”。

据医学研究表明，更年期综合症发作症状较为明显的人群中，男女人数比例为1.5：8，其中女性人数又占同龄期女性的10%~30%。因此，对于大多数人而言，只要注意自身保健，均可安然度过更年期。

心病还需心药医

1．在心理上，要认识到这只是一个人生的必然阶段，因此要调整好心态、稳定情绪、树立信心、建立和睦的家庭和人际关系，同时要积极投身于自己喜爱的事业并参加各种社会活动。

2．在饮食上，要提倡合理营养，饮食以低盐、低糖及低脂肪食物为主，但又要保证蛋白质、维生素、碳水化合物及足量的纤维素及矿物质的摄入。

3．要坚持锻炼，以保持骨骼韧带的弹性和力量。提高心肺功能，改善神经系统的兴奋性和灵活性。同时，还要保持适度的性生活，有利于生理与心理的健康，防止早衰。

4．生活要有规律，起居有常、劳逸结合，保证足够的睡眠时间。

第十二节　夫妻和谐的心理需要

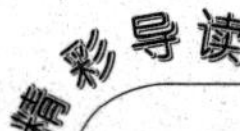

1. 夫妻该如何对待婚姻
2. 夫妻心理不和的主要原因
3. 夫妻和谐的五种心理需要

男女二人在爱情的基础上建立起夫妻关系，组成了家庭。但是，夫妻之间的性格、作风、态度、习惯、兴趣和爱好并不是完全一致。随着情况的发展变化，夫妻双方的心理状态也在不断发生着变化，于是家庭里就会发生这样那样的矛盾。因此，夫妻之间应该在长期共同的生活之中不断相互适应，进行心理调适，以使家庭生活达到美满和谐。需要强调的是，要想拥有美满的婚姻，就必须以雕刻家的耐心、园丁的爱心、科学家的细心去对待婚姻。

专家调查了一些夫妻不和的心理原因后，发现妻子对丈夫、丈夫对妻子的不满主要有以下一些方面：

（1）妻子的不满

① 丈夫的自私和不知体谅。女性同样也需要得到男人的温情，自私是爱情的头号敌人。

② 粗鲁、不文雅，没有风度。

③ 缺乏上进心，得过且过，缺少男性的成功欲，平庸呆板。

④ 事业上没有突出的成绩。女人总是希望自己的丈夫能够出人头地，至少是有所作为。

⑤ 喜欢抱怨，不理解她的情趣。丈夫如果与妻子情趣不投，最好是不要太多地抱怨。

⑥ 脾气暴躁，没有耐心。凌驾于家庭之上，不能平等待人，动辄发火，令人无法忍受。

⑦ 爱批评人，缺少男人的慷慨大度，嘴碎唠叨，喜欢在小事上吹毛求疵。

⑧ 对子女过于严厉，不顺心时拿孩子当出气筒。

⑨ 不顾家庭，把自己的朋友看得重于一切，家庭为自己和自己那一伙人服务。

⑩ 不愿公开诚实地商谈事情。

⑪ 对子女缺乏兴趣，家庭观念淡薄。

（2）丈夫的不满

① 自私、不知体谅，这是丈夫最不能容忍的。

② 抱怨、干扰自己的爱好。几乎每个男人都有自己的嗜好，这是男人生活中必不可少的心理平衡因素，他们绝对不允许别人干扰他们的爱好。

③ 感情脆弱。成熟的女性感情是稳定的，男人一般都希望自己的妻子比较成熟，感情脆弱的“小姑娘”式的妻子令丈夫无法长期接受。

④ 心胸狭窄，嫉妒心强。

⑤ 不理家务。无论出于什么原因，不理家务都是不利的。

⑥ 好争辩，爱挑毛病，令人无所适从；强词夺理，文过饰非。

⑦ 喋喋不休地唠叨。无论大事小事，无论何时何地，总是说个不停。

⑧ 缺乏共同的生活情趣。志趣不投，无法共同享受生活的乐趣，甚至互相抵触。

⑨ 衣着不整，这意味着有失丈夫的体面，使丈夫丢脸。

⑩ 脾气急躁。任何男人都希望妻子温和可爱，性情急躁是导致婚姻关系

破裂的一个重要因素。

⑪ 干涉他对子女的管教。许多家庭属于“严父慈母”型，但如果一个过于严厉，一个过于慈善，自然就会产生矛盾。

⑫ 自夸、逞能。这一问题在男性中是普遍存在的，而他们一旦发现自己的妻子也具有这种素质的话，他们会非常厌烦。

要达到夫妻之间心心相印、亲密无间，就需要了解双方各自的心理需求，从而达到和谐、美满。美国著名生理学家默里对人类的心理需要进行了归纳，从而得出夫妻和谐必须满足双方的五种心理需要。

心病还需心药医

1．交往或社交的需要

社会是人们生活乐趣的源泉，那种不准爱人与他人交往的做法，不但不能保证爱情的专一，相反，会导致对方心理平衡的破坏，对家庭生活感到厌倦，对爱人产生反感、厌倦，其结果只能使婚姻破裂。

2．爱好和感情的需要

各人有各人的爱好，应尽可能满足对方的心理需求并为对方提供方便。感情的需要以爱为中心，持久的爱会使对方得到最大的满足。否则，失落感便会油然而生，不满、烦恼、怨恨便接踵而至。

3．自主和表现的需要

人人都希望按自己的思想和意志办事，这就是自主的需要。每个人都希望在别人面前表现自己，尽可能发挥自己的才能，运用自己的智慧，创造出可观的劳动成果，使自己的表现心理得到满足。夫妻间则常想通过语言或行为来使对方欢悦、惊奇、着迷，进而赞赏自己。

4．宣泄的需要

爱人心里不痛快时，总想找人诉说一番，一吐为快。这种宣泄的对象当然是自己的爱人，夫妻均以对方为宣泄的最佳对象。因此，任何一方都不应责备对方心胸狭窄，或嫌对方唠叨，而应主动接受对方的宣泄，并进一步劝慰、疏导，排解其内心的痛苦，使对方从内心矛盾中解脱出来，建立新的心理平衡。这样，内心的痛苦便会烟消云散，夫妻感情也会进一步得到加强。

5. 尊重的需要

人的自尊心从小就有，一旦受到损害，便会痛苦不已。如果受到尊重，则会感到欣慰和满足。夫妻间的相互尊重、信赖是深化爱情，取得事业成功的基本保证。任何训斥或轻视、贬低爱人的做法都会损害对方的自尊心。